「あなたが選ぶ治療法」
シリーズ

最新 子宮がん・卵巣がん治療

“納得して自分で決める”ための完全ガイド

加藤友康 監修
国立がん研究センター 中央病院
婦人腫瘍科 科長

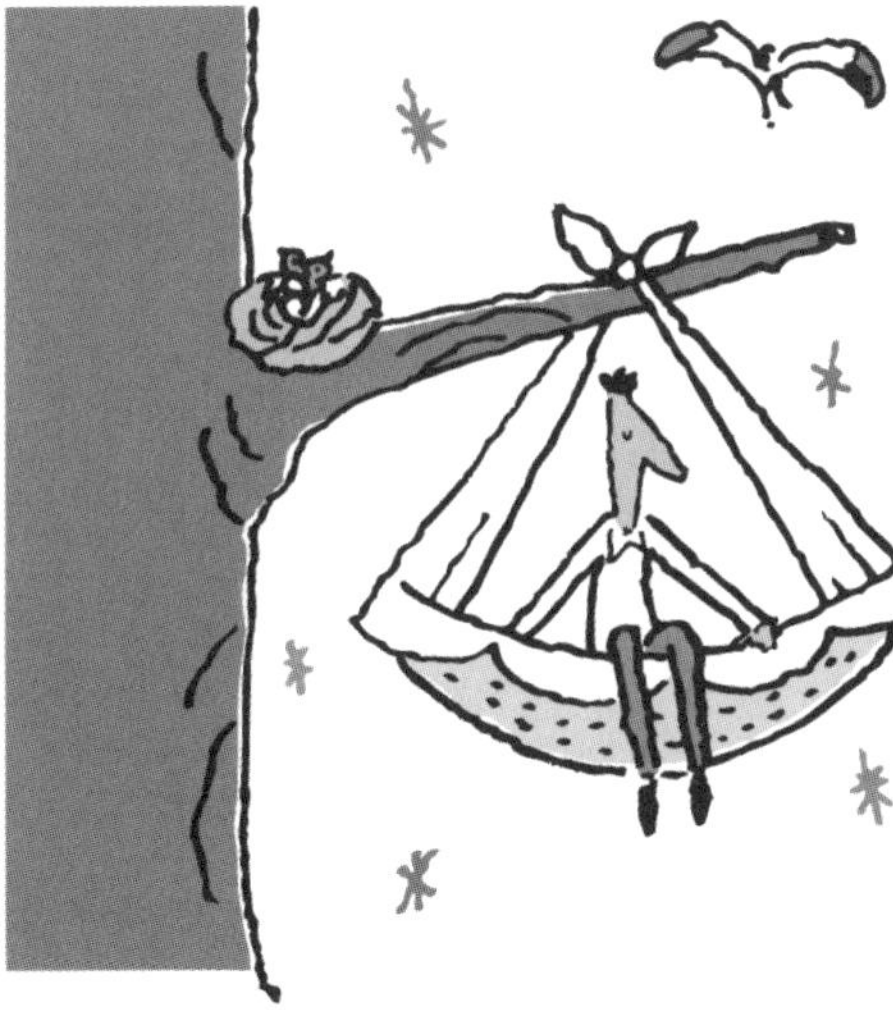

主婦と生活社

はじめに

がんと告知された瞬間に、頭は真っ白になります。命と直面する問題か、今後の生活は、仕事は、家族は大丈夫か、などいろいろと思いがあふれてきて止まりません。ようやく治療に向かって考え出せるようになるころには、告知を受けてから数週間経ってしまっていることも少なくはないようです。本書を手に取っている方のなかには、このような思いをして、やや落ち着きを取り戻して前を向き始めた方もいらっしゃるのではないかと思います。本書には婦人科領域のがん（子宮頸がん、子宮体がん、卵巣・卵管・腹膜がん）と診断された女性とそのまわりの方たち向けに、がんとの向き合い方が書かれています。

日本では２０１２年の統計が最新のデータで、がんと診断された男性は50万人、女性は36万人です。一般には男性のほうががんにかかりやすいのですが、20歳から54歳までは女性のほうががんにかかる人が多いのです。その多くは乳がんや婦人科のがんです。発症のピークは子宮頸がんが40歳前半、子宮体がんが50歳前半、卵巣がんが50歳後半です。社会的にまだまだ現役である年代に発症するのが特徴です（２０１２年の全国推計値、国立がん研究センター　がん対策情報センター調べ）。

現在、婦人科がんの治療成績は、手術療法、放射線療法、薬物療法の進歩により、進行期がⅠ期であれば、５年生存割合は90％程度と、他のがんよりも高くなってきています。Ⅱ期以上の治療成績も免疫抑制阻害剤やがんゲノム医療により、向上していくことが期待されています。

このように婦人科がんの治療成績が良いということは、治療後の人生が長いということを意味します。若くして発症すると50年以上にもなります。治療法の選択には数十年先を見据えて選択する必要が生じてきます。担当医から、病状とそれに対応する治療法が提案されますが、どの治療法を選択するかは〝あなた自身〟が決めなければなりません。「根治、機能温存、低侵襲」の順番に私たちがん治療医は治療法を選択し提案します。自分の体にできたがんを退治するのですから、どんな治療であれ、なにかしら体に負担がかかります。それぞれのメリット、デメリットを聞いて、自分のこれまでとこれから、最優先事項を軸に選択してください。

本書は、婦人科がんの検診、諸検査、病院の選択法、各治療法、治療後の生活の留意点、再発に対する治療選択などを解説しています。婦人科がんサバイバーが人生を豊かに過ごしていただくために、本書が参考になれば幸いです。


国立がん研究センター中央病院　婦人腫瘍科　科長　加藤友康

最新　子宮がん・卵巣がん治療

もくじ

第1章

「がんの疑いがある」あるいは「がん」と診断されたら知っておくべきこと

がん治療を選択するのは、あなた自身……10
子宮・卵巣のしくみと働きを再確認……12
子宮がんは２つに大別される……14
子宮頸がんは若い人に多く見られる……16
子宮頸がんの原因ウイルスは性行為で感染する……20
子宮体がんは子宮内膜が増殖する病気……22
子宮体がんと女性ホルモンとの関係……26
卵巣がんは大きくなりやすく、多種類……28
卵巣がんの危険因子を覚えておいて……34
卵巣がん・子宮がんには遺伝が関わっている場合がある……36
そのほか気をつけたい女性器のがん……38
婦人科で受ける基本検査・細胞診・組織診……42

画像診断・腫瘍マーカーで多角的に診断……46
コラム　がん以外の子宮・卵巣の病気……50

第2章

受ける治療を決める前に確認しておきたいこと、準備しておくこと

がんの告知を受けたときに心がけたいこと……52
子宮頸がんの進行期（ステージ）を知る……54
子宮体がんの進行期（ステージ）を知る……56
卵巣がんの進行期（ステージ）を知る……58
納得のいく治療を受けられる病院を選ぶポイント……60
治療を受ける前に医師に確認すべきこと……62
自分のがんを知るための情報収集のコツは……64
治療法に悩んだら、セカンドオピニオンの活用を……66
病気のこと、家族や職場にどうやって伝える？……68
知っておきたい！　治療にかかる費用と援助制度……70
入院・手術までに準備しておきたいこと……72
コラム　がん患者の心の支え「精神腫瘍学」……74

第3章

あなたが受ける子宮がん・卵巣がんの治療法を選択する

がん治療の中心となる3つの治療法……76
「子宮頸がん」ステージ別治療法の選択……78
「子宮体がん」ステージ別治療法の選択……84
妊娠・出産を望むときの子宮がん治療……90
「卵巣がん」ステージ別治療法の選択……92
妊娠・出産を望むときの卵巣がんの治療法……98
化学療法の副作用に対処する……100
放射線療法の副作用に対処する……106
コラム アピアランスケア……110

第4章

退院後、安心して生活するために

いつごろ元の生活に戻れるのか……112
退院後に起こりやすい体のトラブル……114
排尿障害は膀胱訓練などで対処する……116
排便障害は食事と運動で対処する……118

むくみ（リンパ浮腫《ふしゅ》）には早めに対応を……120
腸閉塞は早期発見がポイント……124
女性ホルモンの低下が招く「卵巣欠落症状」……126
軽くみないで！ 術後の〝喪失感〟……128
術後の〝性生活〟のこと……130
術後の健康を維持する日常生活のコツ［食事編］……132
術後の健康を維持する日常生活のコツ［運動編］……134
健康な毎日を送るための日常生活のコツ［ストレス発散編］……136
コラム 退院後に急な受診が必要な場合……138

第5章 再発・転移について、これだけは知っておいてほしいこと

最低5年間は、外来で診察を受ける……140
生活習慣を正して再発リスクを下げる……142
再発したときの自覚症状を理解しておく……144
再発・転移したときの治療法……146
痛みをコントロールする緩和ケア……150
治療をやめるという選択肢を考えるとき……154

女性のみなさんへのアドバイス

①　不正出血をみたら産婦人科で検査を……156
②　健康でも1～2年に一度は「子宮がん検診」を……157
③　家族が卵巣がんに罹患《りかん》！　遺伝性検査の受診を……158
④　よく理解したうえで子宮頸がんワクチンの接種を……159

《スタッフ》
カバーデザイン　斉藤よしのぶ
カバーイラスト　COOCHAN
本文デザイン　赤坂デザイン制作所
本文イラスト　木野本由美
校正　市原久美子
執筆協力　（有）オーエムツー・荻和子
　馬場直子　戸田真澄
編集・制作　（株）文研ユニオン・市原一幸
編集担当　黒坂潔

第1章

「がんの疑いがある」あるいは「がん」と診断されたら知っておくべきこと

近年は〝がん〟であることを積極的に告知しています。なぜなら、いまや不治の病ではなく、治療の可能な病気だからです。まずは現実を受けとめて、ベストな治療を受けるためにも〝がん〟の正体を知りましょう。

がん治療を選択するのは、あなた自身

がん医療はまさに日進月歩。今やさまざまな治療の選択肢があります。生き方やライフスタイルに合わせ、受ける治療をそこから選べる時代です。

あなたの生き方が"治療の指針"になる

「がん」と言われて動揺しない人はいないでしょう。特に何の自覚症状もないのに、ある日、健康診断で引っかかって、最終的にがんと判明したときの衝撃は、想像に余りあるものです。

頭の中は混乱し、動揺のあまり、担当医の説明が耳に入らなかったという話もよく聞きます。それが自然な反応です。そのうえ、がんに対する知識などないのが普通ですから、医師の説明内容を十分に理解することも難しかったでしょう。

ただ、どんな治療を受けるべきか、1日や2日で結論を出さなければいけないことはめったにありません。まずは落ち着いて、自分のがんのことをよく知ることです。知識が命綱になります。本やインターネットなど、現代ではさまざまな情報が手に入ります。そのような情報源を上手に利用しましょう。

がんの治療法は「標準治療」を軸に考える

担当の医師から病状や治療法の説明を受ける際、「治療ガイドライン」や「標準治療に基づいた治療法」といった言葉が出てくるはず。これが治療法選択の最初の手がかりです。

「治療ガイドライン」というのは、国内外から集めた膨大なデータから、専門医がそれぞれの病気に関して、「科学的根拠」をもとに、現時点でもっとも安全で有効とされる標準的な治療法をまとめたものです。

治療法や新薬の開発が日々進歩しているがんの治療ガイドラインは、3年ごとに改訂されています。

ただし、ひと口にがんといっても、患者さんによって実にさまざまです。がんの種類、進行の程度（病期＝ステージ）、がん以外の病気があるかないか、本人の年齢や体質、治療中・治療後の人生をどう生きたいかなどによって状況は違ってきます。あなたにとってのベストな治療法は、ガイドラインのみで決められるものではありません。

主治医に提案された治療法についてのメリットやデメリット、たとえばその治療を受けたらどんなことが期待できるのか、一方でどんな副作用があるのかなど、よく説明を受けましょう。そのうえで、自分自身はどうしたいのかをよく考えます。

よくQOL（生活の質）という言葉が使われます。これは、自分らしく、いかにして精神的な豊かさや尊厳を保ったまま過ごしていけるか、ということです。QOLを損なわないために、自分が優先したいことは何なのかを、よく検討してください。

ひとりではなかなか治療を決断できないこともあるでしょう。場合によっては、医師から提示された治療法にどうしても納得がいかないということがあるかもしれません。

そんなときには、ほかの医師の話を聞いたり（セカンドオピニオン）、家族と相談をしたり、あるいはほかの患者さんやいろいろな機関に相談をするなどしてもよいでしょう。

自分自身がどうしたいのかという決断がついたら、自分の希望を医師に伝え、それをもとに十分話し合いをし、最終的に納得のいく治療を選択していきたいものです。

納得のいく治療法を選ぶには

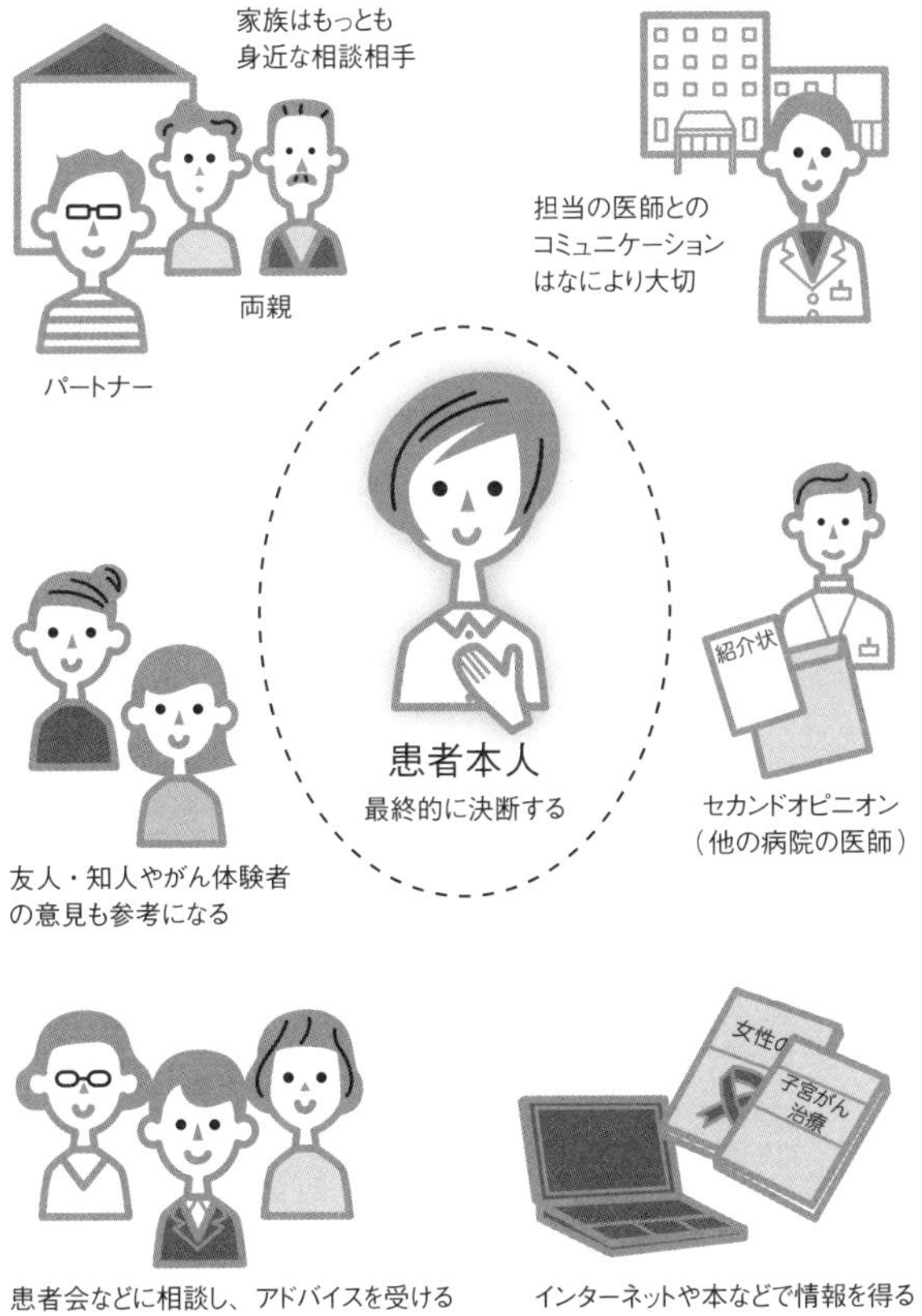
家族はもっとも
身近な相談相手
両親
パートナー
担当の医師との
コミュニケーション
はなにより大切
患者本人
最終的に決断する
友人・知人やがん体験者
の意見も参考になる
紹介状
セカンドオピニオン
（他の病院の医師）
女性の
子宮がん
治療
患者会などに相談し、アドバイスを受ける
インターネットや本などで情報を得る

子宮・卵巣のしくみと働きを再確認

初潮を迎えてから閉経まで、子宮や卵巣はずっと働き続けています。がんとの深いかかわりやホルモンのことを、おさらいしておきましょう。

子宮と卵巣のしくみと働き

女性の生殖器は、内性器と外性器に分かれています。受精から胎児の生育、出産、女性ホルモンの分泌など、重要な機能を担っているのが内性器で、膣、子宮、卵管、卵巣から成り立っています。

子宮は、入り口付近の「子宮頸部《しきゅうけいぶ》」と、その奥に位置する、胎児を育てるための「子宮体部《しきゅうたいぶ》」とに分かれています。

子宮体部の内側をおおうのは、内膜という粘膜です。受精卵は子宮内膜に着床（妊娠）し、成長します。一方、子宮の外側は、胎児の成長にしたがって大きく膨らむのに耐えられるように、平滑筋《へいかつきん》という丈夫で伸縮性のある筋肉でできています。

卵巣は、左右に1つずつある親指大の大きさの臓器です。卵子の生成や成熟、排卵を行う生殖器官の役割と、ホルモンを分泌する内分泌器官の役割を担っています。

月経は脳とも深くかかわっている

卵巣の中には、卵子が入った袋である卵胞《らんほう》が無数にあります。脳の下垂体という部分から分泌される卵胞刺激ホルモン（ＦＳＨ）の指令を受

女性生殖器の構造

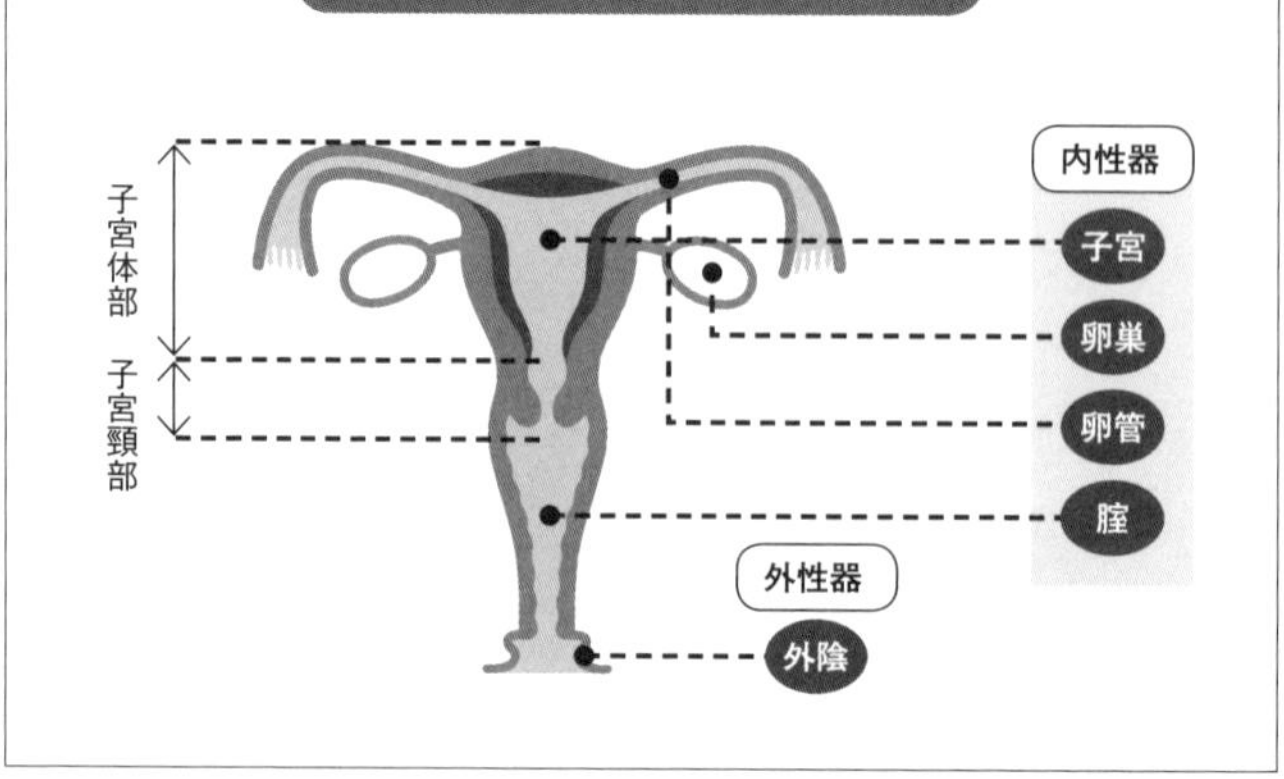

けると、卵胞の1個が発育して成熟卵胞になります。

この成熟卵胞は卵胞ホルモン（エストロゲン）を分泌し、子宮内膜を増殖させ始めるとともに、脳の視床下部に情報を伝えます。

視床下部は、血液中のエストロゲンの濃度が高くなったことを察知すると指令を出し、今度は下垂体から黄体形成ホルモン（ＬＨ）を分泌させます。

その作用を受けると卵子は成熟卵胞から飛び出し、卵管へと移動します。これが排卵です。

排卵が起こり、抜け殻となった卵胞は黄体に変化し、黄体ホルモン（プロゲステロン）を分泌します。

プロゲステロンは、エストロゲンがつくった子宮内膜を維持し、受精卵が着床しやすいよう、ふかふかの状態にします。

妊娠が成立しなければ、約2週間ほどで黄体は退化し、プロゲステロンの分泌も停止します。そのため、子宮内膜は維持されなくなり、体外へ排出されます。これが月経です。

受精しない場合に、月経が毎月繰り返されるのは、このようなしくみからなのです。

月経周期のホルモン分泌と子宮内膜の変化

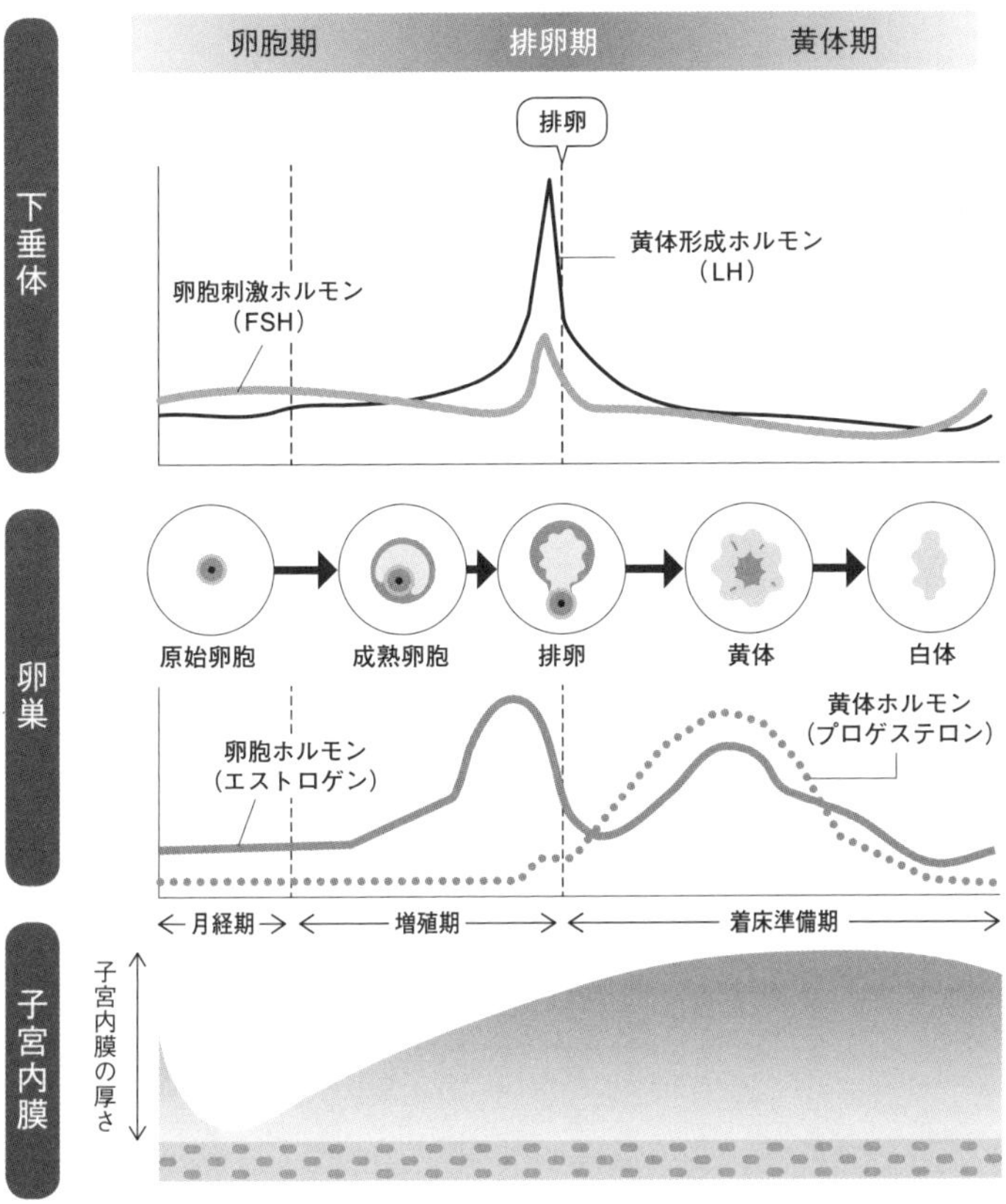

子宮がんは2つに大別される

がんは自分の細胞の増殖が異常になる病気ですが、同じ子宮がんでも、「頸がん」と「体がん」では発生の原因からしてまったく違うがんです。

がんは、増殖に歯止めがきかなくなった細胞

人の体は数十兆個の細胞から成り立っていて、分裂や増殖を繰り返しています。正常な状態であれば、細胞の数をほぼ一定に保つため、分裂や増殖をしすぎないようにする制御機構が働いています。ところが、遺伝子に異常が起きて制御機構が働かなくなると、過剰な増殖を始めることがあります。その過剰に増殖したものを「腫瘍《しゅよう》細胞」と呼びます。腫瘍細胞の集まりが「腫瘍」です。

増殖のしかたが緩やかで、ある程度の大きさで増殖が止まってしまうものは「良性腫瘍」といわれ、体に悪影響を及ぼしません。

これに対して、正常な細胞を破壊しながらどんどん増殖を続けていくものは「悪性腫瘍」と呼ばれます。これが「がん」です。悪性腫瘍は、進行すると周囲に広がるばかりでなく、血管やリンパ管を通して遠くのほかの臓器に転移して、臓器の機能不全を起こさせ、最終的には命にかかわります。

悪性腫瘍は、厳密には「がん腫」と「肉腫」とに分かれます。その性質や特徴はほとんど変わらないのですが、発生する場所によって区別されているのです。

「がん腫」は上皮細胞から発生するタイプをいいます。体表面や臓器の粘膜を構成する上皮のほか、子宮や卵巣、肺・肝臓・すい臓・腎臓など、実質臓器（大腸のように空洞があるものではなく、中身が詰まっている臓器）の細胞から発生した悪性腫瘍のことです。

一方の「肉腫」は、骨や軟骨、筋肉、脂肪、血管といった、上皮細胞ではないものから発生した悪性腫瘍のことをいいます。骨肉腫などがその代表例です。

そのほか、血液疾患である「白血病」なども、悪性腫瘍の仲間に含まれます。

がんは自覚症状が出にくく早期での発見が難しい

がんという病気の性質は、ほかの病気とはまったく違います。たとえば肺炎なら、肺に炎症が起こって肺の機能が低下し、通常の生活にも支障をきたすので、すぐに病気であることを自覚できます。しかし、がんの場合は、自分の細胞が増殖した状態（元気な状態）であるため、初期のうちはもちろん、進行した状態でも自覚症状が出にくく、日常生活に支障をきたすこともありません。病気の発見時にしばしば手遅れになっているのも、そのためなのです。

また、そもそもの原因が自らの細胞ですから、外敵を排除するための免疫機能も十分に働きません。その意味でも非常にやっかいなものなのです。

子宮がんは頸がんと体がんの2つに分けられる

一般的には「子宮がん」と呼ばれていますが、「子宮頸がん」と「子宮体がん」があります。

ヒトパピローマウイルス（HPV）の感染が原因で、子宮の入り口である子宮頸部にできるがんが「子宮頸がん」です。

一方、女性ホルモンとかかわりが深く、子宮の奥にある子宮体部にできるがんは「子宮体がん」です。子宮がんはこの2つに大別されます。子宮頸がんと子宮体がんは、同じ子宮にできるがんでも、病気の特徴はまったく違うものです。

また、一般的に行われている「子宮がん検診」は、子宮頸がんのみを調べる検査で、体がんまで発見することはできません。

がんができるまで

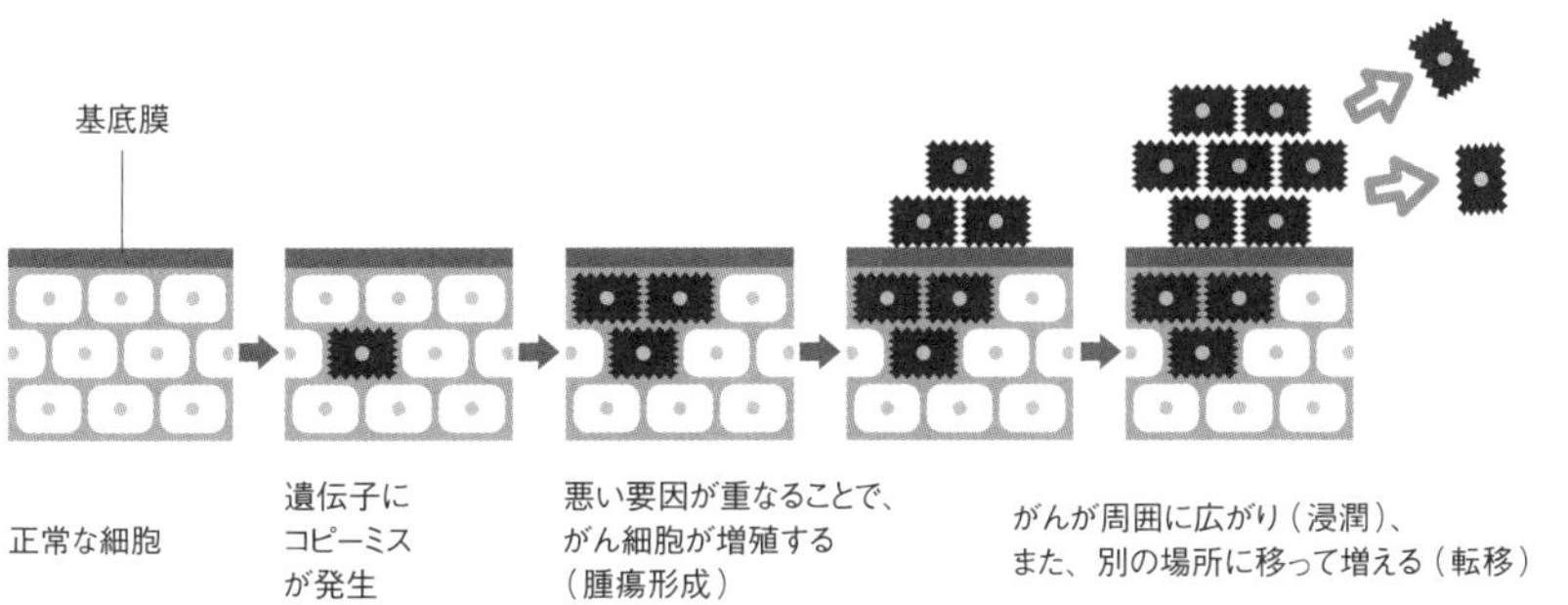
基底膜
正常な細胞
遺伝子にコピーミスが発生
悪い要因が重なることで、がん細胞が増殖する（腫瘍形成）
がんが周囲に広がり（浸潤）、また、別の場所に移って増える（転移）

子宮頸がんは若い人に多く見られる

子宮頸がんとは、膣と子宮の細胞の境目に発生するがんです。細胞の種類によって、子宮頸がんにはいくつかのタイプがあります。

扁平円柱上皮境界に発生するがん

子宮頸がんは、その名のとおり、子宮の入り口である子宮頸部にできるがんです。

子宮頸部の粘膜は、膣から連続した扁平上皮《へんぺいじょうひ》という、何層もの細胞が重なった皮におおわれています。

一方、子宮の奥のほうは円柱上皮（腺細胞）という、一層性の粘膜でおおわれています。

子宮頸がんはこの両方の境界線である、扁平円柱上皮境界（ＳＣＪ）付近から発生するものです。

この扁平円柱上皮境界はエストロゲンの関係で、女性の体の成熟期には子宮頸部の入り口付近にありますが、更年期になると子宮頸部の奥のほうに移動します。そのため、年齢が上がるにつれて、がんを発見するのが難しくなります。

ただし、子宮頸がんは比較的若い人に多く、年齢が上がるにつれ、子宮体がんが増えてきます。

なお、子宮頸がんは、ヒトパピローマウイルス感染が原因となって発症します（↓ｐ20）。感染したからといってすぐに子宮頸がんになるわけではありませんが、最近の若い人たちの性行動の変化によって、子宮頸がんにかかる人は増える傾向にあるといえます。

発生した細胞により３つに大別される

子宮頸がんは、がんが発生した細胞の種類によって、大きく3つのタイプに区別されます。扁平上皮細胞にできる「扁平上皮がん」、粘液などを分泌する腺細胞にできる「腺がん」、それと両者が混じっている「腺扁平上皮がん」です。

その中で圧倒的に多いのは、扁平上皮がんです。子宮頸がんのうちの約8割を占めています。

扁平上皮がんは膣に近いほうにできるため、発見されやすいがんです。定期的に検診を受けていれば、初期の段階で見つかりやすく、それだけ治癒率が高くなります。

それに比べると、腺がんは少々たちが悪いがんです。扁平上皮がんより奥のほうにできるため、検診で発見しにくく、何らかの症状が出てから発見されることが多いからです。

子宮頸がんの年齢別罹患率

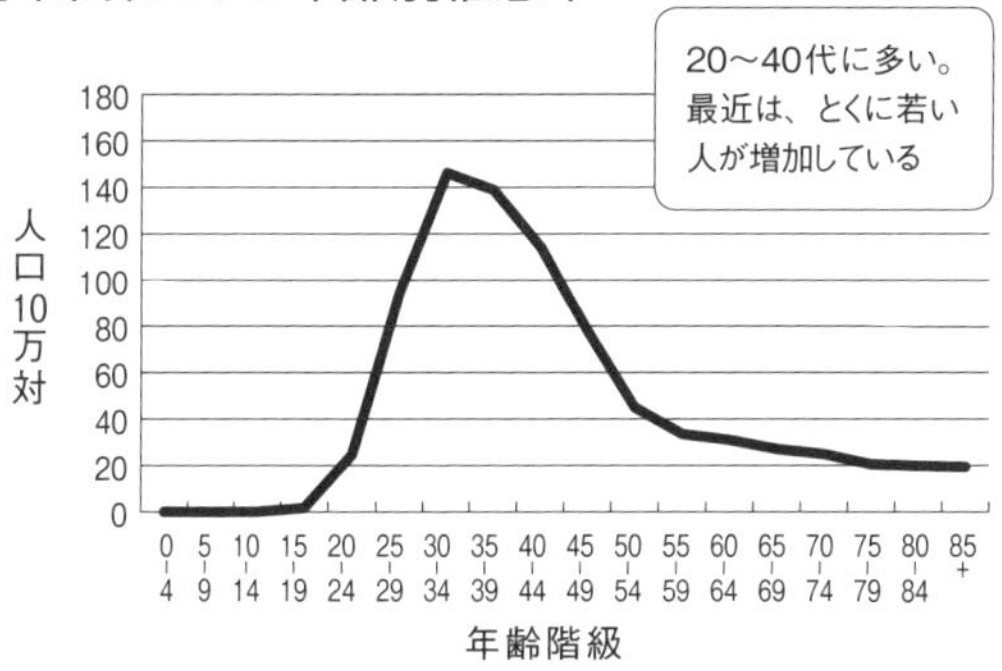

（資料：国立がん研究センターがん対策情報センター　2015年）

わかったときには、すでに進行しているケースが少なくありません。

また、転移が早い段階で起こりやすく、扁平上皮がんに有効な抗がん剤や放射線治療が、腺がんでは効きにくいなどの特徴があります。

かつて腺がんは少なめだったのですが、最近は徐々に増える傾向にあります。また、発症年齢も若年化しています。

がんの深さ・広がりから分けた上皮内がん・浸潤がん

子宮頸がんの分類は、前述の方法とは別に、発生しているがんの深さや広がりによって、種類を分ける方法もあります。

子宮頸部の細胞は、表面をおおっている上皮細胞と、その下にある間質細胞とに分かれており、基底膜によって隔てられています。たとえがんが発生しても、上皮細胞内にとどまっているうちは「上皮内がん」と呼ばれます。この段階で治療できれば、ほぼ治癒することができる、初期のがんといえます。

しかし、がんは進行するにつれ、徐々に上皮から基底膜に入り込んでいきます。これを浸潤《しんじゅん》といい、基底膜内に入り込んでいったがんを「浸潤がん」と呼びます。

やがて、浸潤はさらに進み、周囲の臓器に及んだり、転移をして遠い臓器までおびやかすようになります。この浸潤や広がりが大きいほど、がんが進行しているということになります。

扁平上皮がんの発生は異形成から始まる

先述したように、ヒトパピローマウイルスに感染したからといって、すぐにがんになるわけではありません。ウイルスに感染してからがんが発生するまでには、いくつかの過程を経ます。

まず、感染しても、その多くは免疫の働きで、2年以内に自然に消えていきます。

そのうちの一部（約10%）が持続感染となり、それがきっかけで、異型細胞と呼ばれる、正常ではない形態の細胞ができます。これを「異形《いけい》成《せい》」と呼びます。

「異形成」はがんになる前の状態、すなわち「前がん病変」と考えられています。異形成にも程度があり、異型細胞が少ない軽度の異形成は、自然に治ってしまうことも少なくありません。

一方、異型細胞が増殖して多層化した「高度の異形成」の状態になると、多くの場合は上皮内がんに進行していきます。

異形成は軽度、中等度、高度と進行していきますが、軽度異形成からがんになるまでには、5年から10年かかるとされています。

軽度異形成から上皮内がんに進行するのは5～10%程度、中等度異形成からは20%程度です。

感染したヒトパピローマウイルスのタイプによって、がんになるリスクは違ってきますが、高リスクである16型や18型（→p20）でも、定期的な組織診を行っているうちに、半数以上は異形成が消失します。

そのため、軽度、中等度異形成で見つかった場合は、特に治療をせずに、定期的な経過観察を行っていくのが一般的です。

ただし、1年以上経過しても異形成が消失しない場合は、その後に消える可能性は低くなります。その際には、担当医と今後の方針についてよく検討していきましょう。

また、がんになるリスクの高いタイプのヒトパピローマウイルスに感染している場合や、患者さん本人が強く治療を希望している場合には、中等度異形成でも積極的に治療を行うことがあります。

なお、腺がんの場合は、異形成が前がん病変なのかどうか不明であることが多くなります。

初期のうちには ほとんど症状はない

子宮頸がんの場合、異形成はもちろん、上皮内がんのような初期の段階でも、多くの人にこれといった自覚症状は現れません。

比較的自覚しやすい症状としては、不正出血があります。特に性交後に出血が起こりやすくなります。

子宮頸がんのできやすいところ

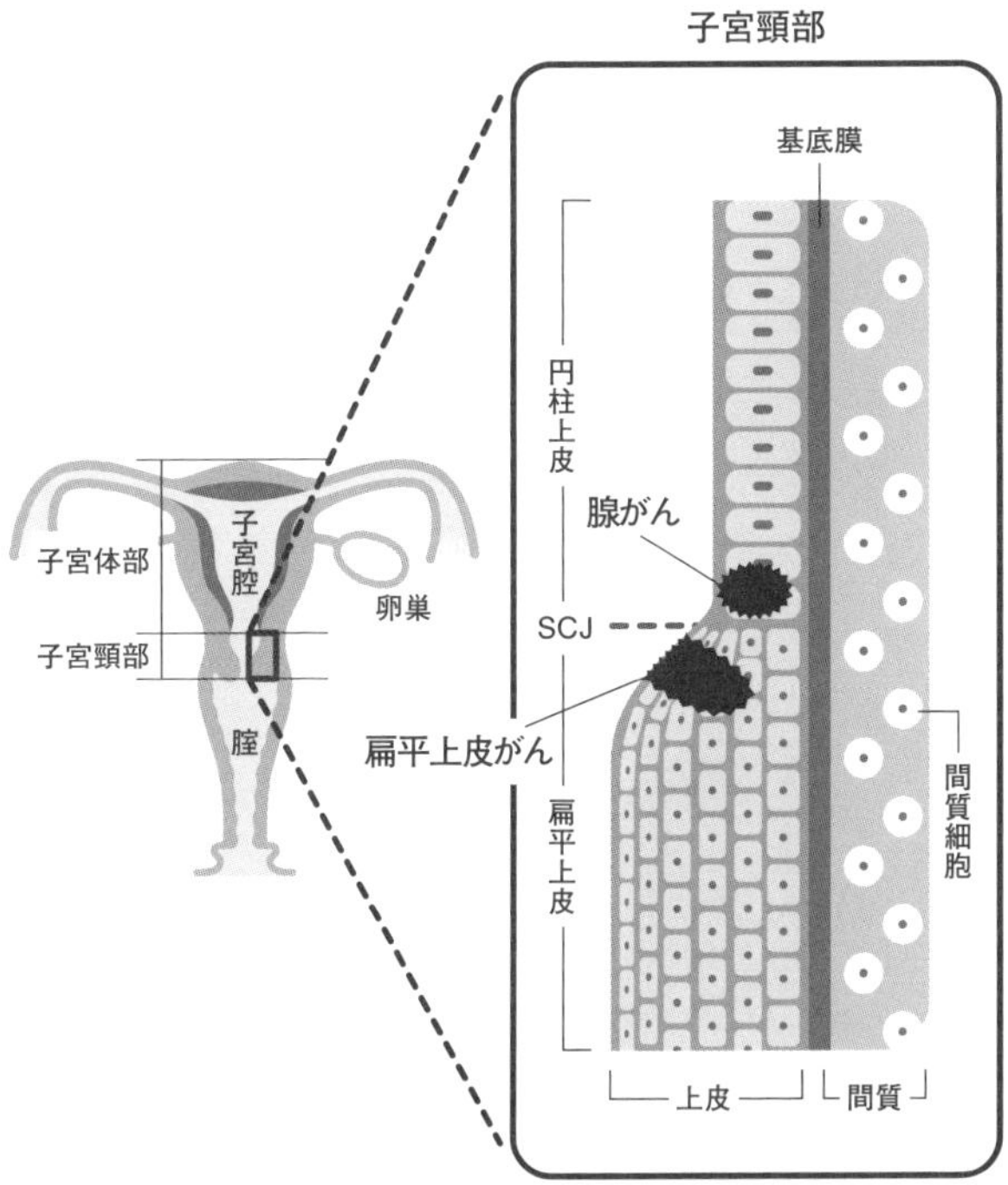

扁平上皮がんの発生・進行過程

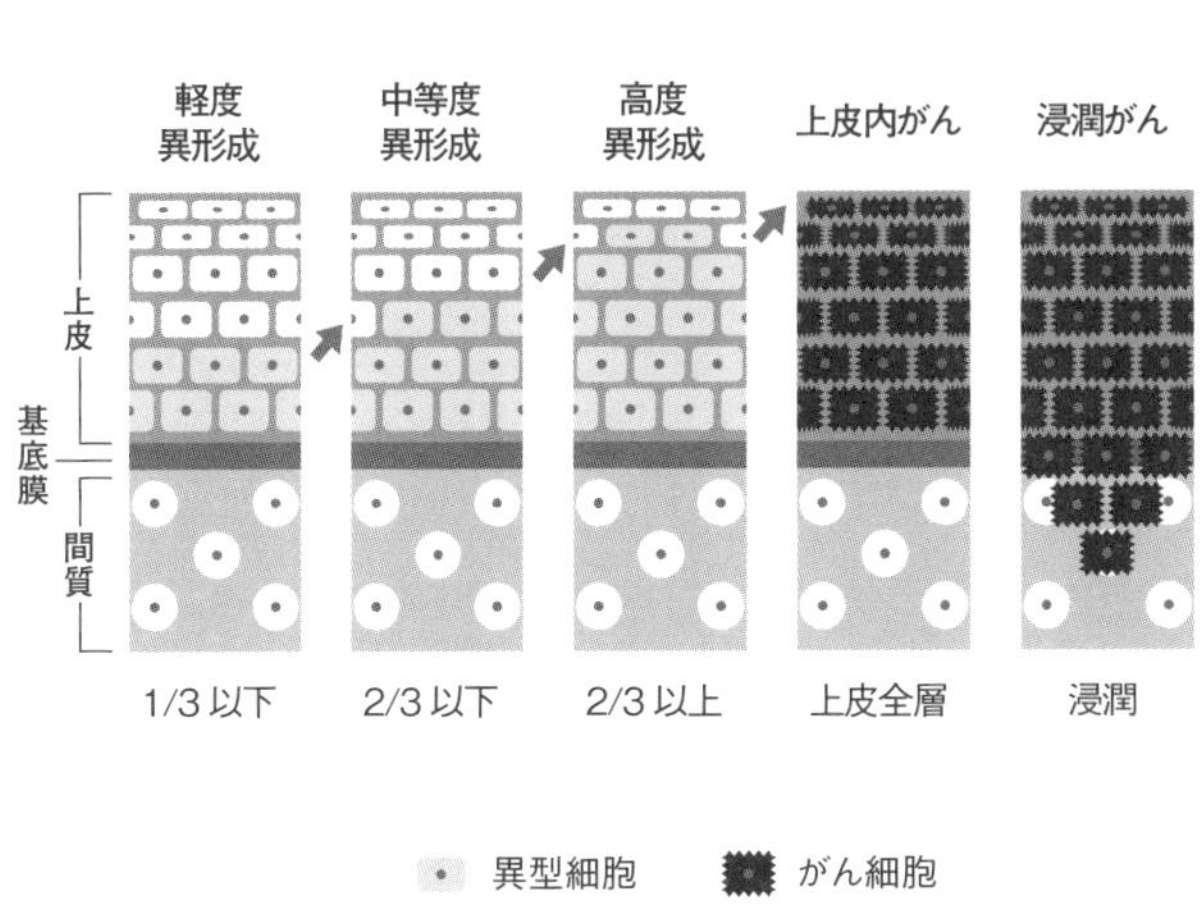

不正出血が持続的となると、おりものが増え、そこに血が混じってピンク色や褐色になったり、膿が混じるようになったりします。

さらに進行すると、悪臭のするおりものが現れ、生理痛や陣痛のような下腹部痛、発熱などの症状が起こることもあります。

最終的には、多量の出血、下腹部の強い痛み、尿路障害、排便障害、下肢のむくみなどの重い症状が現れてきます。

そのため、不正出血が続くような場合は、早期に受診することが肝心です。

子宮頸がんの原因ウイルスは性行為で感染する

子宮頸がんの原因ウイルスにも型があり、がん化の確率は型によって異なります。
また、ウイルス以外の要因も見過ごせません。

原因ウイルスはとてもありふれたもの

1980年代に、子宮頸がんの主な原因がヒトパピローマウイルス（HPV）であるとわかったことは、病気の解明や予防法の確立、検診の精度の向上などにつながる画期的な出来事となりました。特にワクチンが開発されたことは、他のがんと大きく異なる特徴です。

ヒトパピローマウイルスは、尖圭《せんけい》コンジローマなどのいぼをつくるウイルスです。

これは性行為によって感染するため、性的に積極的な人のほうがリスクが高いといわれます。特に、性体験が早い、性交渉の機会が多い、避妊具を使用しない無防備な性交渉を繰り返すといったことは、子宮頸がんの危険因子となります。

ただし、このウイルスは非常にありふれたもので、性交渉の経験のある女性の8割は、一生のうち一度は感染するという説もあります。感染しても自然に排除されていくケースは少なくありません。特に症状が出るわけではなく、日常生活や妊娠、出産、胎児に影響することはありません。また、性的にアクティブでなくとも、たった一度の性交渉で感染することもあります。

がんを引き起こしやすいハイリスクのタイプがある

ヒトパピローマウイルスは、100種類以上の型がありますが、がん化する確率は型によって違い、ハイリスクのものからまったく心配のないものまであります。

その中で、16種類が特にリスクの高い型とされています。もっともハイリスクとされるのは16型と18型です。次いで、31型、33型、35型、52型、58型、66型などがリスクが高いとされています。

なお、腺がんでは18型が多いとされています。

ウイルスを薬で消し去ることはできない

ウイルスについて、いろいろなことがわかってきましたが、現時点では、感染したヒトパピローマウイルスを完全に退治する抗ウイルス薬は存在しません。

予防ワクチンについては、特にハイリスクとされる16型、18型に対する予防効果がありますが、それに近い型のウイルスに対する効果も報告されています。

また、16型、18型に接種の時点ですでに感染していた場合には、そのウイルスを消し去るような効果はありません。

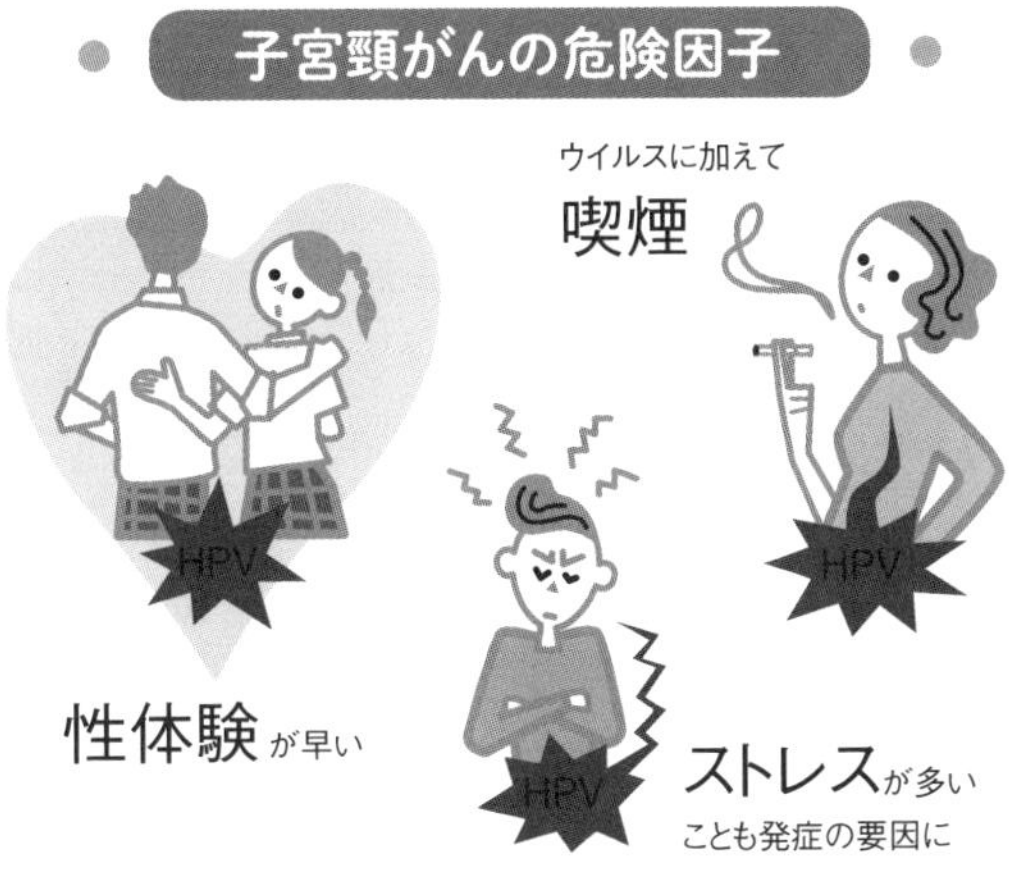
子宮頸がんの危険因子
ウイルスに加えて
喫煙
性体験が早い
ストレスが多い
ことも発症の要因に
HPV
HPV
HPV

ウイルスに加えて喫煙などの要因も関係する

子宮頸がんの発症には、ウイルスがもっとも大きな要因となっていますが、それに加えて別な要因も関わっています。

なかでも喫煙は最大のリスクになります。子宮頸がんを防ぐためにも、禁煙したいものです。

そのほか、出産の際についた子宮頸部の傷や、ホルモン剤の副作用、ストレスなど、いろいろな因子がからんで発症するといわれています。

子宮頸がんはほとんどの女性に発症するリスクがある

性交渉によって感染すると聞くと、子宮頸がんは、性感染症なのではないかと誤解する人がいます。また、子宮頸がんにかかる人は、性的に積極的なタイプに思われると悩む患者さんも少なくありません。

しかし、子宮頸がんは性感染症ではありませんし、発症した人がみんな多くの性的な機会をもっているわけでもありません。なかにはまったくウイルスが関係しないで発症するケースもあります。

子宮頸がんは女性なら、だれでも同じように発症するリスクがある病気なのです。

子宮体がんは子宮内膜が増殖する病気

子宮体がんは閉経後の壮年期に多いがんです。
しかし、最近は若年化が進み、罹患率も非常に高くなっています。

ライフスタイルの変化に伴い急増している子宮体がん

子宮体がんは、子宮体部の内膜の細胞が異常に増殖する病気です。そのため、「子宮内膜がん」とも呼ばれています。同じく子宮から発生するがんでも、子宮頸がんと子宮体がんでは、発生原因や種類、性質、診断の方法から治療法に至るまで、まったく異なります。

かつて子宮がんといえば、子宮頸がんのほうが圧倒的に多かったのですが、２０００年代に入り、日本人の寿命が延びて高齢化が進んだことに加え、食生活や生活スタイルの欧米化などに伴い、子宮体がんが増えてきています。

現代では、子宮がんの中で、子宮体がんのほうが子宮頸がんよりも高い割合を示しています。

発生の多くは閉経後だが若い世代にも増えている

子宮内膜は、妊娠が成立しないとやがてはがれ落ちて、体外へ排出されます（→p13）。

毎月規則的に月経が起こっていれば、子宮内膜が異常に増殖しようとしても、定期的に排出されてしまうので、子宮体がんにはなりにくいといえます。つまり、月経が定期的にある若年～壮年期までの女性は、子宮体がんになりにくいのです。そのため、50～60代以降の閉経後の女性が中心の病気でした。

しかし、最近では、30歳代後半から40歳代の患者も増えてきています。若い世代に増えている背景には、食生活の欧米化に加え、晩婚化や出産年齢の上昇、妊娠回数の減少なども関わっていると考えられています。

不正性器出血に日ごろから気をつけよう

初期のうちはほとんど症状がない子宮頸がんに対し、子宮体がんの場合は、比較的早い段階から自覚症状がみられるケースが多くなります（ただし、まったく無症状のこともあるので安心はできません）。

代表的な自覚症状は、不正性器出血です。月経でもないのに性器から出血したり、閉経したのに出血があるときには、注意が必要です。

がんが進行すると、おりものが増えることもあります。最初は水様性であったものが、血液が混じったり、膿が混じって悪臭がするといった症状もよくみられます。それとともに、下腹部痛、排尿痛、性交痛、下肢のむくみなども現れます。

子宮体がんの検査は、今のところ一般のがん検診では行われていません。50歳以降の女性や、50歳未満でも月経が不順な場合は、1年に一度は任意の子宮体がん検査を受けるようにしたいものです。

子宮体がんの年齢別罹患率

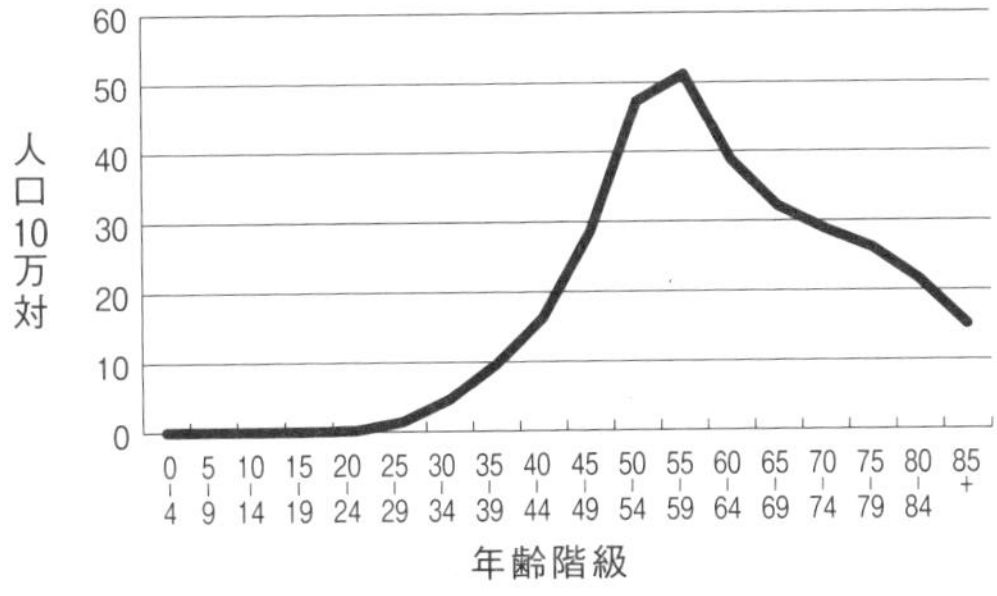
閉経を迎える50～60代に多いが、最近は30～40代の患者も増加している

子宮がんの部位別罹患率（年次推移）

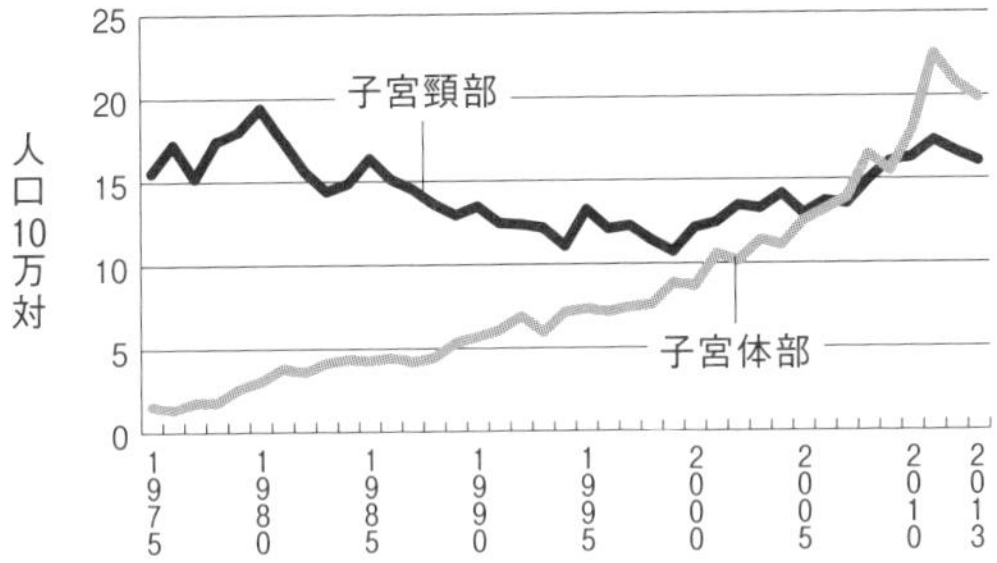

（資料：国立がん研究センターがん対策情報センター　2015年）

エストロゲンの影響の有無で2つのタイプに分けられる

子宮体がんの発症には、エストロゲンが大きく関わっています。エストロゲンによってつくられる子宮内膜は、このホルモンが過剰になるとがん化しやすくなるためです。

しかし、なかにはまったくエストロゲンが関与しないタイプもあります。そこで、エストロゲンの影響を受けているかどうかによって、子宮体がんは大きく2つのタイプに分けられています。

エストロゲンの影響を受けているものをⅠ型、受けていないものをⅡ型といいます。子宮体がん全体では、Ⅰ型が全体の8割以上を占めており、残りがⅡ型になります。

Ⅰ型では、初めに正常な細胞がエストロゲンの影響を受けて、「子宮内膜異型増殖症」という、前がん病変となります（→p27）。そのうちの一部が体がんに進むのです。Ⅰ型の進行は遅く、一般的に予後（罹患後の病気の経過）は良好です。

人間の細胞が成熟していくことを分化といいます。その成熟の度合いを分化度（グレード）といいますが、Ⅰ型では、分化度が高い、すなわち悪性度が低いのが特徴です。

一方のⅡ型は、60歳以上の高齢層に多くみられます。傾向としては、進行が早い、リンパ節転移しやすい、分化度が低い（悪性度が高い）、抗がん剤が効きにくいなどの特徴がみられます。

組織型の違いによって分類することもできる

子宮体がんを組織型（病理組織的な分類）の違いによって分ける方法もあり、次のようになります。

類内膜《るいないまく》腺がん

子宮の内膜にびっしり並ぶ、子宮内膜腺に似た〝腺の形態〟をした上皮性のがんです。子宮体がんの8割を占めます。

類内膜腺がんは、がんの分化度によって、さらに1~3に分類されます。分化度1、2であれば予後は良好ですが、3となると不良です。

漿液性《しょうえきせい》腺がん

高度な異型を示す腫瘍細胞からなるがんです。進行が早く、浸潤や転移もしばしばみられます。抗がん剤が効きにくく、子宮体がんのなかでがん肉腫に次いで予後が不良です。

明細胞腺がん

明るい色調の細胞質が特徴の腺がんです。リンパ節転移することが多く、化学療法が効きにくいので、手術による治療が必要です。類内膜腺がんに比べて、予後が不良です。

粘液性《ねんえきせい》腺がん

細胞質のなかに多量の粘液をもっている腺がんです。まれなタイプですが、予後は悪くありません。

扁平上皮がん

扁平上皮にできるがんです。子宮頸がんにはこのタイプが多いのですが、子宮体がんでは非常にまれです。

子宮体がんのタイプⅠとタイプⅡの違い

	Ⅰ型	Ⅱ型
原　因	エストロゲンの作用による	エストロゲンと関係がない
なりやすい年齢	閉経前～閉経早期	閉経後、高齢者
頻　度	80%以上	10～20%
多い組織型	類内膜腺がんの分化度1、2	類内膜腺がんの分化度3、漿液性腺がん、明細胞腺がん、未分化がんなど
広がり方	浅くて、転移も少ない	深く、転移も多い
予　後	比較的良好	あまりよくない

混合がん

1つの腫瘍に複数の組織型を含んでいるものです。再発率が高く、予後もあまりよくありません。

未分化がん

どのタイプにも当てはまらないもので、きわめてまれです。予後は不良です。なお、エストロゲンの影響を受けているⅠ型を組織型でみると、主に類内膜型の分化度1、2までに該当します。

Ⅱ型の組織型は、主に類内膜型の分化度3、漿液性腺がん、明細胞腺がん、未分化がん、となります。

がん細胞の「分化度」とは？

体を構成する数十兆個の細胞は、たった1個の受精卵から発生し、各部位固有の形態となり、与えられた機能を果たすように変化していきます。その変化の道筋を「分化」といい、その成熟の度合いを「分化度（グレード）」といいます。

未分化細胞や低分化細胞は、細胞分裂が盛んで、どんどん増殖していきます。

一方、正常な細胞や組織の性質が残って成熟している細胞は、分化度が高い（高分化）とされます。

がんの場合、未分化や低分化細胞のほうが成長も早く、浸潤や転移も多くみられるなど、悪性度が高くなります。逆に、高分化細胞のほうが成長が遅く、悪性度が低くなります。

分化度は1が高分化、2が中分化、3が低分化となります。

子宮体がんと女性ホルモンとの関係

子宮体がんは、エストロゲン（卵胞ホルモン）だけではなく、プロゲステロン（黄体ホルモン）とのアンバランスも原因になります。

過剰なエストロゲンが子宮内膜を増殖させる

子宮体がんの発生に卵巣から分泌されるエストロゲン（卵胞ホルモン）が関わっていると説明しましたが（→p23）、プロゲステロン（黄体ホルモン）の影響も無視できません。

エストロゲンは月経の終わりころに分泌されるホルモンで、子宮内膜を増殖させ、厚くする働きがあります。エストロゲンはその後、黄体形成ホルモンの分泌を促し、その結果、排卵が起こります（→p13）。

排卵後、卵巣内の卵胞は黄体になり、今度はプロゲステロンが分泌されるようになります。プロゲステロンはエストロゲンの子宮内膜増殖作用を抑制する働きがあるため、厚くなった子宮内膜は徐々に縮んで薄くなり、妊娠が成立しなければはがれ落ちます（月経）。

このように、月経周期が安定し、2つのホルモンのバランスがうまくとれていれば、がんは起こりにくくなります。

ところが、何らかの影響でホルモンのバランスがくずれ、エストロゲンが過剰になると、子宮内膜が異常に増殖し、「子宮内膜増殖症」や「子宮内膜異型増殖症」といった病気になることがあります。これらの病気は子宮体がんに進行する可能性が高いものです（次ページコラム参照）。

また、妊娠中は多量にプロゲステロンが分泌されるため、妊娠・出産の回数の多い人は、子宮体がんになりにくいといえます。

閉経後もエストロゲンは分泌されている

閉経すると、卵巣は機能を停止し、エストロゲンやプロゲステロンを分泌しなくなります。しかし、エストロゲンは閉経後も量は減るものの、脂肪組織などで合成されているのです。副腎皮質から分泌される男性ホルモンを材料に、脂肪組織の中に存在する「アロマターゼ」という酵素が働いて、エストロゲンはつくられ続けます。

ただし、プロゲステロンは分泌されませんから、エストロゲンが過剰な状態が続き、がんが発生しやすくなるのです。

肥満や月経不順などが子宮体がんのリスク因子に

脂肪組織からエストロゲンが分泌されるということは、肥満は子宮体がんの危険因子になります。特に、閉経後の肥満はハイリスクなので注意しましょう。

そのほか、閉経が遅い、出産経験がない、月経不順、糖尿病、高血圧などもリスクを高める要因だといわれています。

また、乳がんの治療薬であるタモキシフェンはリスクを高めることがわかっていますが、最近使用されている乳がん予防薬のラロキシフェンや、アロマターゼ阻害薬などは、逆に子宮体がんの予防効果をもっているとされます。

子宮体がんに進行する恐れのある子宮内膜増殖症と子宮内膜異型増殖症

「子宮内膜増殖症」とは、子宮内膜が異常に増殖し、厚くなってしまう病気です。子宮内膜増殖症のうち、細胞や核の形、大きさが均一でないものを「子宮内膜異型増殖症」といい、前がん病変とされています。

確率は低いものの、「子宮内膜増殖症」も子宮体がんに進行する可能性があります。子宮内膜増殖症ががん化する確率は、1〜3％程度、子宮内膜異型増殖症の場合は、30％弱に及んでいます。

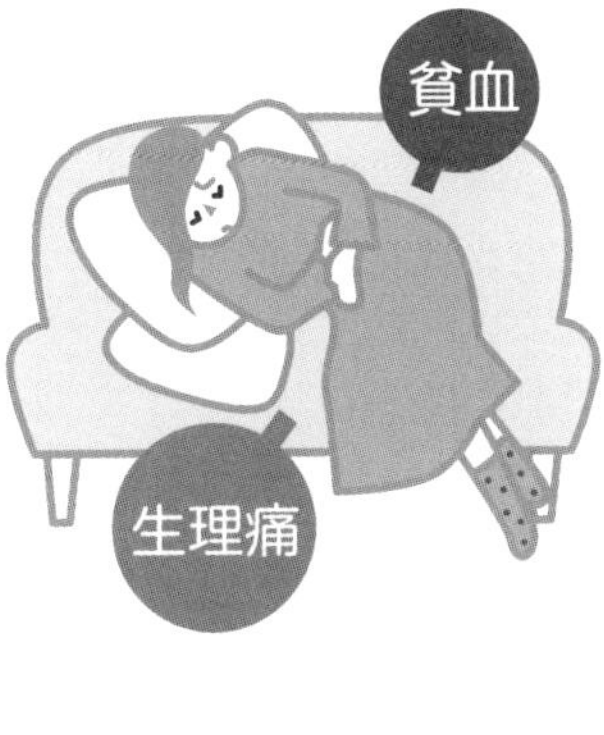

症状としては、生理痛がひどくなる、生理の出血量が増える、疲労感、貧血などで、この病気と診断されれば、重症度に応じて経過観察から手術療法まで、対応が検討されます。

卵巣がんは大きくなりやすく、多種類

卵巣にはさまざまな種類の腫瘍ができます。卵巣がんはその中でも特に悪性のものをいいますが、症状が出にくく、発見が遅れがちになります。

欧米並みに日本でも卵巣がんが増えている

卵巣は子宮の左右に1つずつある、親指くらいの小さな臓器。子宮体部からじん帯によって支えられています。卵巣は、卵子の成熟と排卵を担う〝生殖器〟としての役割と、ホルモンを産生する〝内分泌器官〟としての役割とを果たしています。

卵巣がんは、欧米では発生率、死亡率とも高いがんとして恐れられていますが、日本ではこれまで発生率が低いとされていました。

ところが近年、女性のライフスタイルの変化などにより、日本でも卵巣がんの罹患率、死亡率とも増え続けており、決して軽視できない状況になってきました。

排卵の回数が増えることでリスクが高まる

卵巣がんの発生には排卵が関係しています。というのも排卵の際、卵子が飛び出すたびに卵巣は傷つき、修復されるということを繰り返しているからです。排卵を伴う月経は、12～15歳で始まり、閉経となる50歳前後までの間に、約400回も繰り返されます。

その間、損傷と修復を繰り返していく過程で、卵巣表面の細胞が異常

卵巣がんの年齢別罹患率

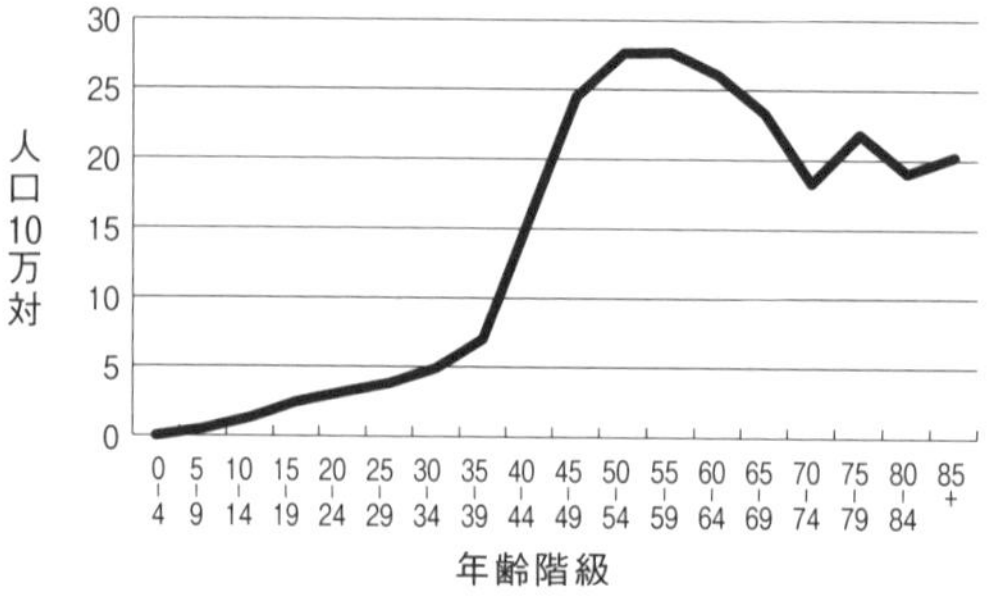

ここ30年の間に、非常に増加している。特に、若い世代の発症が増えている

（資料：国立がん研究センターがん対策情報センター　2015年）

に増殖してしまうことがあります。

これが卵巣がんです。

つまり、排卵の回数が多い人のほうが、卵巣がんになるリスクが高くなるのです。

かつての日本では、女性は今よりもずっと若い年齢で子どもを産み、しかも多産でした。5人、6人と出産する人もまれではありませんでした。妊娠・授乳の期間が長くなることで、その間の排卵は止まるため、通算の排卵回数は少なくなり、自ずと卵巣がんのリスクも抑えられていたのです。

それが現代では、初産の時期も遅くなり、出産回数も減少しています。出産経験のないまま、閉経を迎える人も少なくありません。そのため、排卵の回数が多くなっていることも、卵巣がんが増えている一因と考えられます。

大きくなった卵巣の腫瘍

健康な卵巣は左右対称で、親指程度の大きさです。卵巣にできる腫瘍は大きくなることがあり、ときには膀胱や腸を圧迫するまでになることもあります。

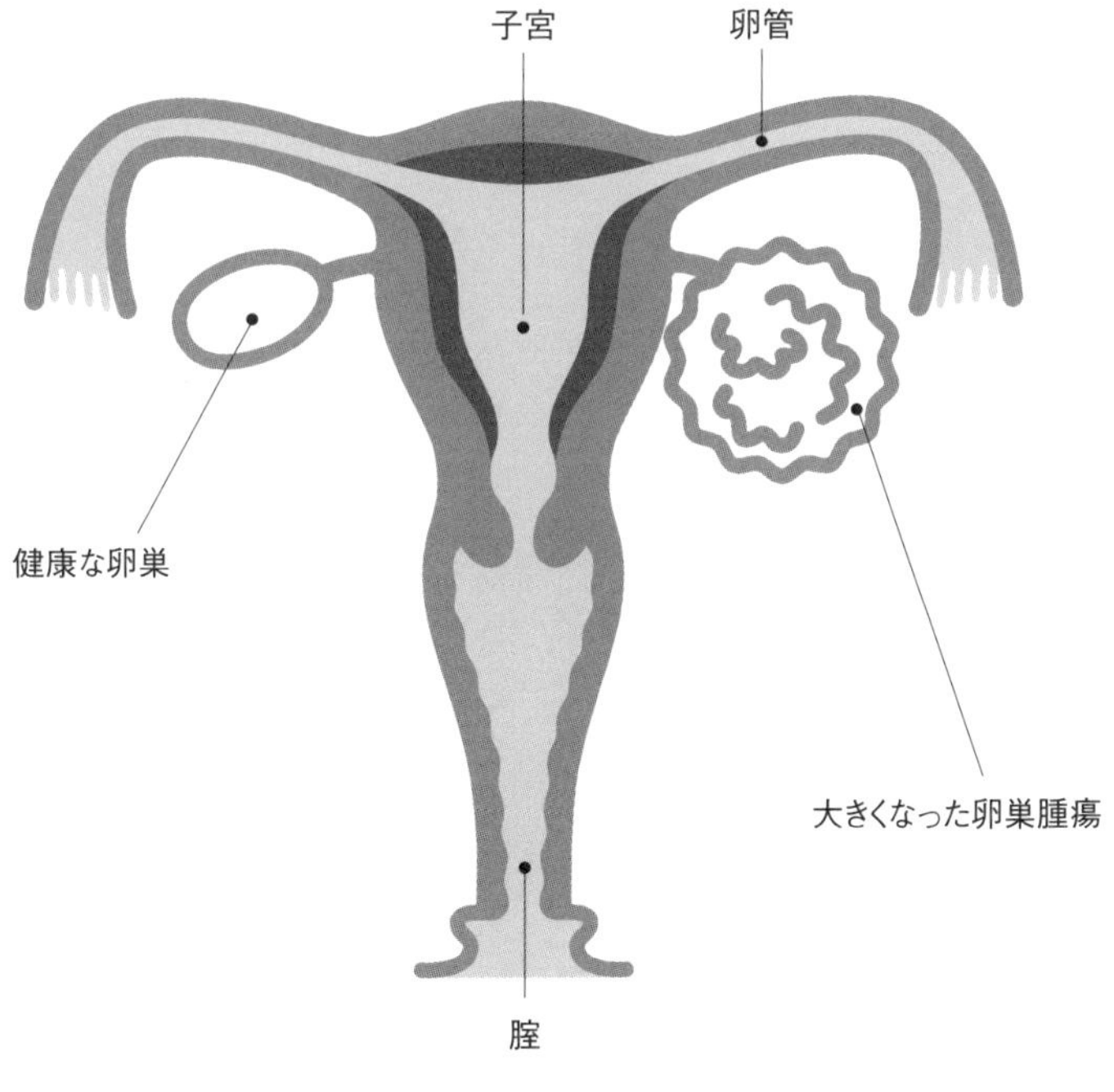

卵巣は腫瘍ができやすく その種類は多種多様

卵巣はいろいろな種類の腫瘍ができやすい臓器です。そのすべてが卵巣がんというわけではなく、良性のものも多くみられます。

卵巣腫瘍の特徴として、①人の体の中で一番大きな腫瘍をつくる、②腫瘍の種類が多い、③腫瘍がかなり大きくなっても初期のうちはほとんどが無症状、などがあげられます。

腫瘍が大きくなると、子宮より大きくなることもあり、左右のどちらの卵巣にできた腫瘍なのか、わからないケースもあるほどです。

卵巣腫瘍には 複数の分類方法がある

卵巣がんの発症は40代から増加し、ピークは50~60代ですが、20~30代にみられることも決してまれではありません。

卵巣腫瘍の分類方法はいくつかあるのですが、悪性度によって「良性腫瘍」、「悪性腫瘍（卵巣がん）」、その中間に位置する「境界悪性腫瘍」の3つに分けられます。

ほかにも発生する場所による分類、組織型による分類、進行期による分類などがあります。

発生する場所による 主な分類

・上皮性《じょうひせい》腫瘍

卵巣の表面を覆っている表層上皮や、その下の間質にできる腫瘍です。全部の卵巣腫瘍のなかでももっとも多く、約80%をしめます。

また、卵巣がんの90%はこのタイプで、一般に「卵巣がん」というとこの腫瘍の悪性のものをさします。

がんの転移の経路

がんの転移の経路には、血行性、リンパ行性、播種性《はしゅせい》があります。血行性は、原発巣から血液の流れにのって他の臓器などに移るものです。血行性の場合は、比較的抗がん剤が効きやすいという特徴があります。

リンパ行性は、がん細胞が周囲のリンパ管に入り込み、リンパの流れにのって遠くのリンパ節にまで広がるものです。抗がん剤は効きにくいので、転移が進むとやっかいです。

播種性というのは、がん細胞が腹腔や胸腔などの体腔に、種をまくようにこぼれ落ち、広がっていくものです。播種性転移の場合も、有効な治療法がなく、予後は不良です。

・**性索間質性《せいさくかんしつせい》腫瘍**

性索間質は、卵胞内の胚細胞を取り囲んでおり、女性ホルモンのエストロゲン、男性ホルモンのアンドロゲンを産出します。

ここにできる腫瘍は、腫瘍全体の5～10％程度です。

・**胚細胞《はいさいぼう》腫瘍**

卵胞内の胚細胞から発生する腫瘍です。卵巣腫瘍全体の15～20％程度を占めます。10代から20代の若い世代に多くみられる腫瘍です。ほとんどが、毛髪、骨や歯、体脂肪、皮膚の一部などから構成される「奇形腫」と呼ばれる良性腫瘍ですが、まれに悪性のものもみられます。

悪性のものは若い人に多くみられるのですが、最近、有効な抗がん剤が出たおかげで、早期に適切な治療を受けることができれば、完治するようになりました。

卵巣がんの種類と発生部位

卵巣は表面を一層の表層上皮という膜に覆われています。その内側には卵巣白膜、間質という結合組織があります。卵巣のなかには排卵を待つ成長中の無数の卵胞があり、そのなかには、卵子をつくる胚細胞、ホルモンをつくる性索間質などが含まれています。

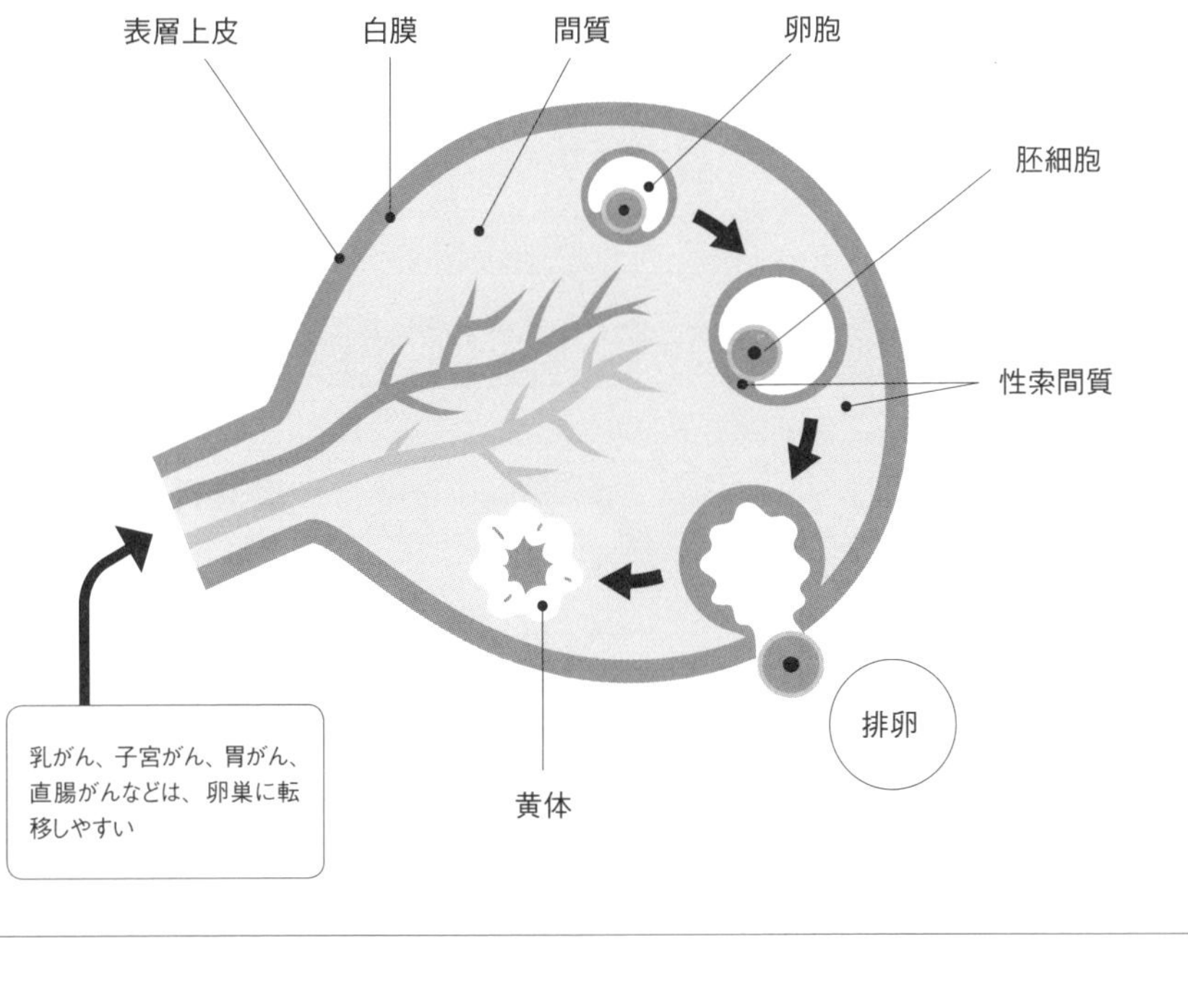

・その他の腫瘍

発生した場所がはっきりしないもの、いくつかの種類が混合しているもの、胃や直腸などほかの臓器のがんが転移してきた転移性腫瘍などがあります。

組織型による分類法もある

卵巣腫瘍を組織型によって分ける方法もあります。ここでは卵巣腫瘍のなかでも、もっとも多くみられる上皮性腫瘍の悪性のもの、つまり一般的に卵巣がんといわれるものについて説明します。

・漿液性《しょうえきせい》腺がん

卵巣上皮性悪性腫瘍の中でいちばん多く、35～55％がこのタイプです。50～60代に多くみられ、両側の卵巣に発生することもあります。腫瘤の大きさはさまざまですが、卵巣の中にあるのはほんの小さな腫瘤なのに、骨盤の中に多数の播種《はしゅ》（種をまいたようにがん細胞がこぼれ広がること）がみられることもあります。ほかの組織型のがんに比べて進行が早く、リンパ節転移も多く、発見が遅れやすい傾向があります。

・明細胞腺がん

卵巣上皮性悪性腫瘍の中で、漿液性腺がんに次いで多いものです。20～40代の若い年齢に多くみられる傾向があり、近年、患者数が急激に増加しています。卵巣の子宮内膜症（チョコレート嚢胞《のうほう》→p35）から発生しやすく、50～70％が関連しているといわれています。

転移が早い漿液性腺がんとは違い、卵巣の中にとどまっていることが多いので、比較的初期の段階で発見されます。ただし、抗がん剤が効きにくいため、治療は手術できれい

代表的な卵巣の悪性腫瘍

類内膜腺がん

・若い人にもみられ、近年増加傾向にある
・進行はゆるやかで、予後もよい

漿液性腺がん

・50～60代に多い
・進行が早く、転移も多い
・発見が遅れやすい

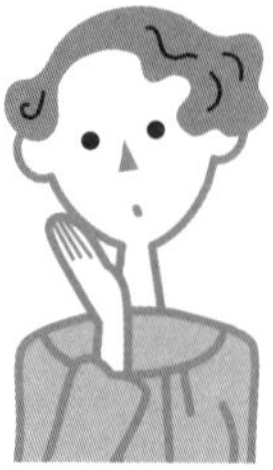

粘液性腺がん

・40～50代に多い
・進行もゆるやかで、早期のうちに発見されやすい
・抗がん剤が効きにくい

明細胞腺がん

・20～40代の若い人に多い
・初期の段階で発見されやすい
・抗がん剤が効きにくい

に取り去ることが重要です。

なお、血栓症や塞栓症を合併しやすい特徴があります。そのため、下肢の静脈血栓症や肺塞栓症などに、注意する必要があります。

・類内膜《るいないまく》腺がん

卵巣がんのうちの10%ほどを占めるものです。明細胞腺がんと同じように、子宮内膜症との関連がみられ、若い世代にも多くみられます。

類内膜腺がんも、近年、増加傾向にあります。

子宮体部の類内膜腺がんとよく似ており、両方が併存している場合は、それぞれ独立したものか、転移したものかの判断がつきにくいことがあります。

・粘液性《ねんえきせい》腺がん

進行は比較的遅く、卵巣がんのなかでは予後が良好です。

卵巣上皮性悪性腫瘍の5～10%を占め、40～50代に多くみられます。片側の卵巣に大きな腫瘤をつくるのですが、卵巣がんのなかでは進行が遅く、多くは卵巣内にとどまっているため、比較的早期のうちに発見されやすいものです。

ただし、抗がん剤の効きがよくありません。

初期にはほとんど自覚症状はない

卵巣がんは、子宮がんのように不正出血することもなく、自覚症状がほとんど出ません。症状があったとしても、おなかが張るとか、重くなる程度です。

がんが大きくなると、下腹部の膨満感や、しこりで異変に気づくことがありますが、単に太ってウエストがきつくなったとやりすごしてしまうケースも少なくないようです。

茎捻転《けいねんてん》に注意

卵巣の腫瘍が大きくなり、重みを増してくると、卵巣を支えるじん帯が引き伸ばされて、つけ根部分が茎のようになります。その部分が何らかのきっかけで、ねじれてしまうことがあります。これを「茎捻転」といいます。

茎捻転を起こすと、腹部の激痛、嘔吐、発熱などの症状が現れます。茎捻転は時間がたつと、卵巣につながる血管がうっ血し、卵巣の組織が壊《え》死《し》したり、破裂を起こして命にかかわることもあります。茎捻転を起こすような腫瘍は良性のものも多いのですが、検査で茎捻転であることがわかれば、壊死や破裂を防ぐため、緊急に手術が行われます。

卵巣がんの危険因子を覚えておいて

卵巣がんが発生する原因には、主には排卵が大きく関わっています。そのほか、遺伝性の卵巣がんもあります。

排卵に関わる危険因子が多いが、病気やライフスタイルも関係

卵巣がんの原因には、いろいろな要素が関わっているとされています。なかでも、排卵の際に卵巣表面にできる傷と関係していることは確実です。そこで、危険因子として次のようなものがあげられます。

・出産回数が少ない

妊娠・出産の回数が多い人ほど排卵の回数がそれだけ少なくなるわけですから、卵巣がんになるリスクが低くなります。反対に、妊娠・出産経験のない人や少ない人は、排卵の回数が多くなるため、リスクが高くなります。

また、低用量ピル（経口避妊薬）は排卵をおさえるため、卵巣がんの予防に効果があるとされています。

・初経が早い、閉経が遅い

いずれも排卵の回数が多くなるため、リスクが上がるとされています。

・子宮内膜症がある

卵巣に子宮内膜症があり、チョコレート嚢胞《のうほう》（左囲み）となっている人は、類内膜腺がん、明細胞腺がんなどのリスクが高まります。

・動物性脂肪を好む

食生活の欧米化も卵巣がんの危険因子にあげられています。肉類など動物性脂肪を好んでたくさんとる人はリスクが高まるとされています。

・その他の危険因子

このほか、子宮内膜炎や卵管炎などの、骨盤内に起こる炎症性疾患をはじめとした婦人科疾患、肥満、運動不足などの生活習慣、排卵誘発剤、ホルモン補充療法などもリスクを高めるとされています。

卵巣がんのなかには遺伝性のものもある

卵巣がんのなかには、遺伝性のものもみられます。これは生まれつき受け継いだ遺伝子の異常によって起こるものです。

明らかな遺伝による卵巣がんは、ＢＲＣＡ１／２という遺伝子の異常によって起こるものです。この遺伝子の異常があると、乳がんにもかかりやすくなります。「遺伝性乳がん・卵巣がん（ＨＢＯＣ）」と呼ばれています。卵巣がん患者の数％が、この遺伝子の異常をもっているといわれています（→ｐ36）。

また、大腸がんや子宮体がんの発症に関わるリンチ症候群という遺伝的な病気をもっている家系にも、卵巣がんを発症する人が多いことが知られています（→ｐ36）。

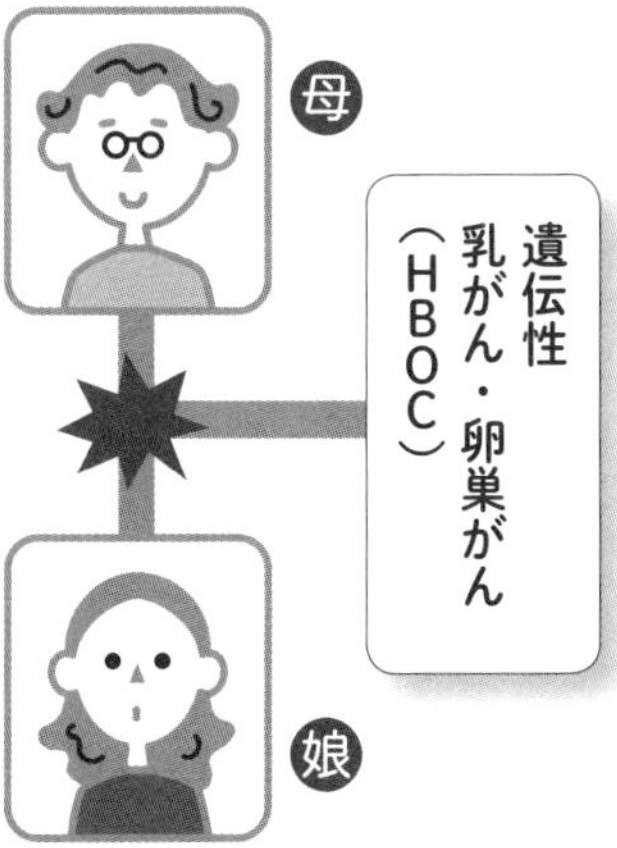

チョコレート嚢胞

チョコレート嚢胞は卵巣に発生した子宮内膜症によってできるものです。子宮内膜症というのは、本来、子宮の内側をおおっている子宮内膜と同様の組織が、子宮以外の場所にできてしまう病気です。月経期になると、その内膜様の組織も子宮の中と同様に、はがれて出血を起こします。卵巣にはその血液を外へ排出する出口がないため、子宮内膜症が進むと、卵巣内にとどまります。それが古くなってチョコレート色のドロドロした液体になることから、この名前がつけられました。

チョコレート嚢胞があると、明細胞腺がんや類内膜腺がんなどを合併しやすいことが知られており、特に40歳以降にその割合が高くなっています。

チョコレート嚢胞も小さいうちは薬物療法で様子をみますが、閉経期に近い年齢の場合や、若くても嚢胞が大きければ手術を検討します。

チョコレート嚢胞の代表的な症状は痛みです。生理痛が強かったり、慢性的に骨盤周辺に痛みを伴う、あるいは性交痛などが起こります。

子宮筋腫と違って、閉経してもチョコレート嚢胞は消滅するわけではありません。年齢とともに痛みが軽くなったとしても、がんを早期に発見するには、定期的に観察を続ける必要があります。

卵巣がん・子宮がんには遺伝が関わっている場合がある

卵巣がん・子宮体がんのなかには、遺伝性のものが少なからずあります。家族の病歴を知ることが予防や治療に役立つため、正しく理解しておきましょう。

いわゆる「がん家系」と遺伝の関係

2人に1人はがんにかかる現代にあって、ある家系内に特定のがんが多発することがあります。その割合はがん全体の5～10%といわれます。多発するそのがんを、「家族性腫瘍」と呼んでいます。

原因としては、遺伝や環境、偶発的なものといったことがあげられますが、そのうち、明らかな遺伝性のものは5%程度です。

卵巣がんや子宮体がんも、遺伝による遺伝子の変異によって発生することがあります。

子宮体がんを発症するおそれのある「リンチ症候群」

私たちの細胞は、1つひとつにそれぞれ父方由来と母方由来の2本のDNAをもっています。受精し、次の世代に細胞が受け継がれる際、正常であれば、細胞分裂に伴って偶然起こるDNAの読み間違えを修復する機能をもっています（DNAミスマッチ修復遺伝子）。ところが、この2本のうちの1本が先天的に変異して機能しなくなっている場合があります。このような人のもう一方の遺伝子に後天的に変異が起こり、機能不全に陥って、大腸がんや子宮体がん、小腸がんなどいくつかのがんを発症しやすくなることがあります。これを「リンチ症候群」といいます。リンチ症候群の原因遺伝子には、hMSH2やhMLH1など6種類が認められています。

リンチ症候群の人のすべてががんを発症するわけではありません。ただし、女性では20～60%が子宮体がんを発症するとされており、子宮体がん全体では0・5%から3・5%がリンチ症候群だと推定されます。

乳がんや卵巣がんの遺伝に関わるHBOC

卵巣がんのうち、10～15%は遺伝

＊ HBOCや遺伝子検査、カウンセリングの情報
日本HBOCコンソーシアム　http://hboc.jp/public/index.html

が関係していると考えられます。そのひとつが「遺伝性乳がん・卵巣がん（HBOC）」です（→p35）。

HBOCの原因遺伝子として、BRCA1とBRCA2の2つが特に知られています。ともにDNAの読み間違えを修復する機能をもっており、がんを抑制する働きがあります。これらの遺伝子に変異が起こり、機能不全に陥ると乳がんや卵巣がんが起こりやすくなります。卵巣がんを発症するのは、BRCA1の変異で約40～60％、BRCA2の変異で約10～20％といわれています。

乳がん患者のうちの5～10％はHBOCで、若くして発症する、両側に発生する、※トリプルネガティブが多い、といった特徴があります。

遺伝性のがんのリスク因子が高いのは

自分の親や姉妹、従姉妹などの近親者に乳がんおよび卵巣がんにかかった人が複数いる、50歳以下の若い年齢で乳がんを発症した人がいる、複数のがんにかかった人がいる、などの場合は遺伝性がんのリスクが高いと考えられます。

ただし、リンチ症候群にしても、HBOCにしても、子どもに遺伝する確率は50％です。

さらに、もし子どもに遺伝していたとしても、前述のとおり、必ずしもがんを発症するというわけではありません。

遺伝子検査で遺伝子異常の有無を診断できる

リンチ症候群やHBOCかどうかは、血液を採取して遺伝子検査を行うことで診断できます。ただし、遺伝子検査を受けられる医療機関は、大学病院やがんの専門病院などに限られています。また、健康保険がきかないため、費用も高額になります。

遺伝子検査を受ける前に考えておきたいこと

遺伝子検査を受けることは、がんの予防や早期発見につながります。もしも腫瘍が見つかれば、悪性度の指針になるなどのメリットもあります。一方で、陽性のときは必要以上の不安を招きがちなことや、その結果を知った他の近親者にも影響が及ぶことを理解しておいてください。

陽性だった場合のことも十分に考えて、検査を受けるべきか自分なりに結論を出す必要があるでしょう。

がんの遺伝についてのカウンセリングを受け付けている病院もあります。そのようなカウンセリングを受けて判断するのも1つの方法です。

＊ トリプルネガティブ乳がん
エストロゲン受容体、プロゲステロン受容体、HER2の3つ（トリプル）が腫瘍細胞に発現していない乳がんのことをいう

そのほか気をつけたい女性器のがん

頻度は高くありませんが、子宮や卵巣など、女性の生殖器にまつわる悪性腫瘍には見落とすと危険なものがいくつかあります。

子宮肉腫

子宮筋腫と区別がつきにくくしばしば誤診される

前にも触れましたが、子宮体部にできる悪性腫瘍は、「がん」と「肉腫」に大別されます。子宮腔を取り巻く子宮壁の中で、子宮内膜に発生する悪性腫瘍が子宮体がんで、主に筋肉にできる悪性腫瘍が子宮肉腫です。

発症の要因として、子宮体がんの場合は女性ホルモンや肥満などが関係していますが、子宮肉腫については、はっきりした原因はよくわかっていません。子宮肉腫の発症率は低く、子宮体部にできる悪性腫瘍のうちの5~10%程度です。

ただし、外見上、同じく子宮体部にできる良性腫瘍の「子宮筋腫」に似ているため見落とされやすく、油断できません。はじめは子宮筋腫だと思っていたら、実は子宮肉腫だったという例は少なくないのです。

発症年齢は、若い世代から高齢者までと幅広いのですが、閉経後の50代に多くみられます。

子宮肉腫の主な症状

月経以外、あるいは閉経してからの出血が主な症状です。

下腹部の違和感や痛みを伴うこともあります。しかし、これはほかの婦人科疾患でもよくみられるもので、子宮肉腫の特徴的な症状ではありません。

通常、閉経後は小さくなっていくはずの子宮筋腫が閉経後も大きくなったり、閉経前でも急に大きくなったりする場合には、この病気が疑われます。

代表的な3つの子宮肉腫

子宮肉腫には次の3つが代表的ですが、がん肉腫は子宮体がんの特殊型として捉《とら》えられています。

・がん肉腫

子宮肉腫の中で、一番頻度が高く、4～5割程度はがん肉腫です。閉経後の高齢者に多くみられます。

子宮体がんとよく似た腫瘍で、不正性器出血などの症状と、腹部膨満感を伴います。治療法も子宮体がんと同様に、手術や化学療法が行われます。リンパ節に転移しやすく、残念ながら現代医療をもってしても予後不良のため、化学療法の選択などについて、さらなる研究が必要とされています。

・平滑筋肉腫

筋肉から発生する肉腫で、進行が早く、子宮体がんと比べて、予後がきわめて不良です。発症年齢の平均は、50歳前後です。

術前の診断は難しく、子宮筋腫としての治療を受けていたものの、手術後の病理検査で子宮肉腫だったとわかるケースも少なくありません。

再発も多く、Ⅰ期の場合でも、半数が再発します。手術後の再発予防のための化学療法や放射線療法も、あまり効果がありません。

子宮筋腫と子宮肉腫の違い

	子宮筋腫	子宮肉腫
発症年齢	20～40歳代が中心。閉経後には縮小する。閉経後に筋腫ができることはない	40歳以降に多く、閉経後にも発症する。閉経後に筋腫と診断されたら要注意
腫瘤（こぶ）の数	複数のことが多い	多くは単発（1個）
血液中のLDH（乳酸脱水素酵素）	正常値	異常な高値を示す
進行	比較的遅い	腫瘤が急激に大きくなる

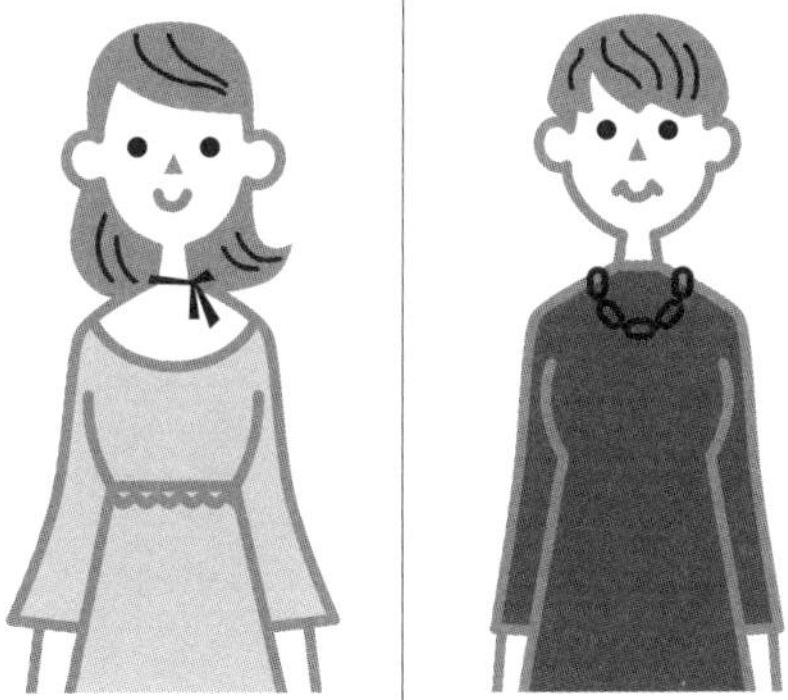

・低悪性度子宮内膜間質肉腫

子宮肉腫の中では、一番少ないタイプですが、比較的予後がよいものです。50歳前後にもっとも多くみられ、不正性器出血や月経過多が主な症状としてみられます。

ほかの肉腫と違って、ホルモン療法が有効な例が多いのが特徴です。再発した場合でも、ホルモン療法による治療が行われます。

絨毛《じゅうもう》がん

胎盤の外側に密生する絨毛にできるがん

妊娠すると、胎盤がつくられます。これは胎児と母体の間で、血管を通して酸素や栄養素、老廃物の受け渡しを行うためのものです。胎盤の内側には臍帯《さいたい》（へその緒）があり、胎児とつながっています。外側には小さな突起物が密集しており、じゅうたんの毛のような様子から、絨毛と呼ばれます。ここに発生するがんを絨毛がんといいます。

絨毛がんは、妊娠に引き続き起こる「妊娠性絨毛がん」と、妊娠とは無関係の「非妊娠性絨毛がん」に分けられます。絨毛がんのほとんどは妊娠性絨毛がんです。

胞状奇胎《ほうじょうきたい》のあとに発生しやすい

絨毛がんは正常分娩や流産のあとにも起こることがありますが、「胞状奇胎」という絨毛性疾患（絨毛に発生する病気）のあとに起こる確率が高いものです。

胞状奇胎とは、妊娠が成立したあと、絨毛細胞が異常に増殖をして、ぶどうの房のような小さな袋で子宮の中がいっぱいになる病気です。

高齢妊娠や20歳以前の若年妊娠に発生率が高い病気です。妊娠初期のうちからつわりがひどく、不正出血がみられたり、妊娠週数に比べて子宮が大きくてやわらかいなどの特徴があります。

絨毛は血管が密集している場所にあるため、ときに大量の出血が起こることがあります。

胞状奇胎であることがわかれば、妊娠を中断し、子宮の中のものを取り除く手術が行われます。

最近では、胞状奇胎のあとに絨毛がんが発生する確率が高いことが知られ、手術後の管理がしっかり行われるようになったため、絨毛がんの発生率は減りつつあります。

絨毛がんは転移が早く、とくに肺に転移しやすいという特徴をもっています。そのほか、膣、外陰部、脳や肝臓などにも転移します。

　絨毛性疾患の場合、絨毛性ゴナドトロピン（ｈＣＧ）というホルモンが異常に分泌されます。絨毛がんであるかどうかは、このホルモンの数値の高低と、腹部超音波検査やＭＲＩ、ＣＴなどの画像診断により確定します。

　絨毛がんは、かつては予後が悪いがんとして恐れられていましたが、最近では、化学療法がかなりの効果をあげるようになりました。化学療法のみで効果が不十分な場合、手術療法や放射線療法を組み合わせて治療が行われます。

絨毛がんの好発部位と転移

絨毛がんは肺、脳、膣などに転移しやすいがんです。放置しておくと、数か月以内に生命に危険が及ぶこともあります。

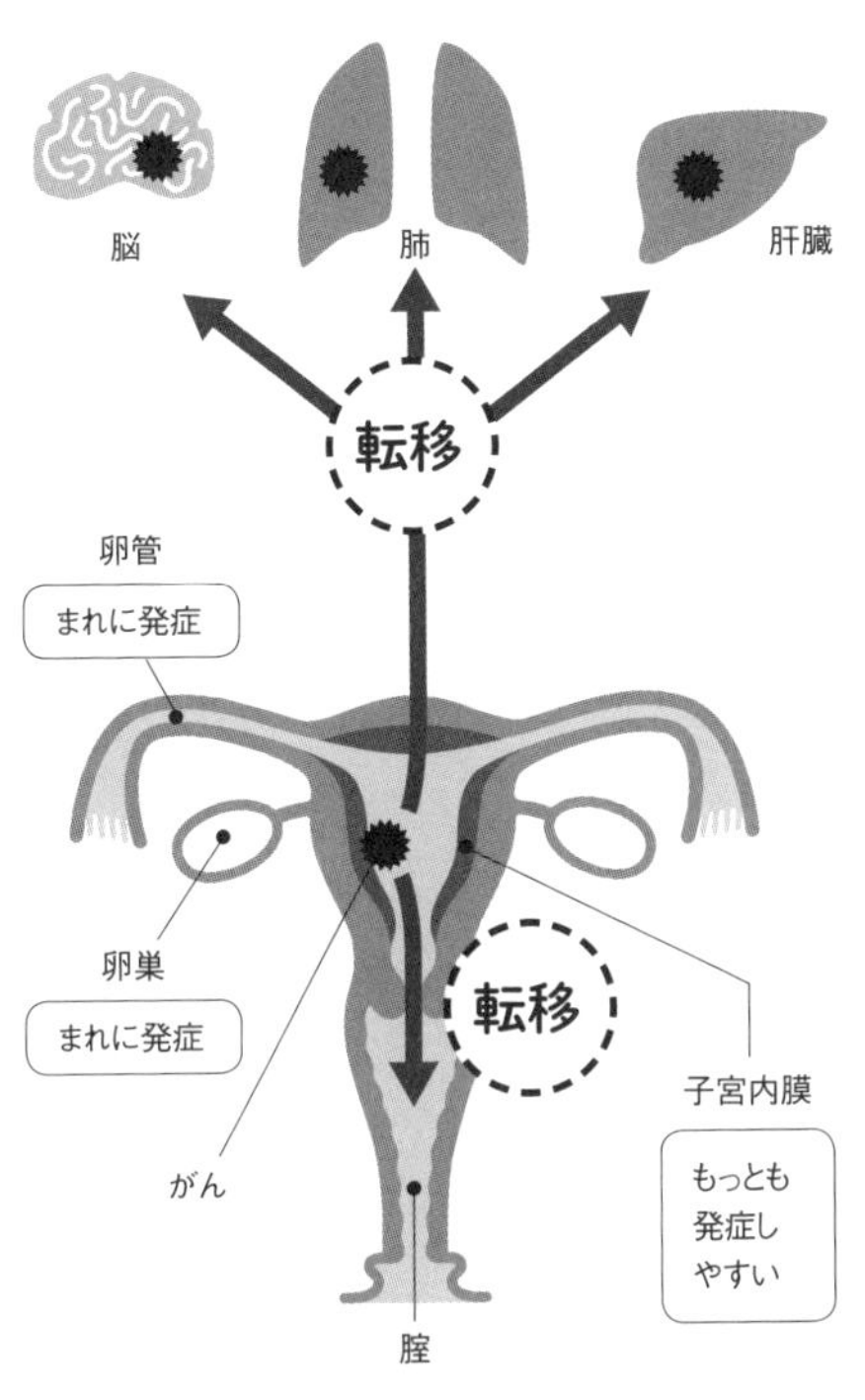

外陰がん

外陰部にできるまれながん

　大陰唇、小陰唇、陰核など、外陰部にできるがん。婦人科のがん全体の2〜5%程度の、まれながんです。

　原因は子宮頸がんと同じヒトパピローマウイルス（ＨＰＶ）の感染であると考えられています。

　症状は、最初のうちは外陰部のかゆみや熱感、軽い痛みなどです。やがて皮膚が白っぽくただれてきて、さらに進行すると潰瘍《かいよう》となり、痛みや排尿痛、おりものの増加がみられます。ヘルペスに似ているため、放置されることも多く、進行してからがんだとわかるケースもあります。

婦人科で受ける基本検査・細胞診・組織診

婦人科での基本的な検査は問診と外診です。そこで異常がみつかれば、細胞診、さらに必要に応じて組織診が行われます。

問診・外診・内診で基本的なチェック

婦人科を訪れると、問診に続いて、腹部を外から触って子宮や卵巣の腫《は》れをみたり、首から鎖骨付近のリンパ節部分を触るなどする「外診」が行われます。

その後、腟鏡（クスコ）というアヒルの口ばしのような器具を腟内に挿入して、子宮腟部、頸部を観察する「内診」を行います。おりものの色や性状、出血の有無などをみたうえで、医師が腟内に指を入れ、反対の手で外側から子宮や卵巣をはさむようにして触診します。

この検査で、骨盤内の腫瘤の有無、あればその大きさや形状、硬さなどを、指の感覚で判断します。

卵巣の腫瘍も大きくなると、この触診で発見できる場合もあります。

内診には抵抗感を抱く女性も少なくありませんが、これは婦人科ではもっとも基本的な診察です。あまりかたくならず、リラックスして受けましょう。

がんの疑いがあれば細胞診でさらに細かい診断を

細胞診というのは、子宮頸部や子宮内膜の表面を、綿棒やブラシ、あるいは専用の器具を用いてこすり、粘膜を少し取って、顕微鏡で観察し、異型細胞やがん細胞がないかどうかを調べるものです（↓p44図）。

子宮頸がんの細胞診

外診や内診、そのほか不正出血などの症状があれば、細胞診を行います。まず、腟の中に腟鏡（クスコ）を入れて、子宮頸部の表面の細胞を採取します。時間的には、ほんのわずかで、通常は痛みもありません。

頸がんの細胞診の結果は、以前はクラスI～Vに分類されていました。しかし、最近では「ベセスダ分類」という、アルファベットを使った分類がなされています（↓p45）。

婦人科の診察の流れ

問診
質問票に妊娠・出産経験の有無などを書き込み、それに基づいて医師の質問に答えたりする

→

外診
医師が目と手で体の外側から診察する

→

内診
腟内に腟鏡を入れて観察する腟鏡診や、医師が腟内に指を入れて調べる触診を行う

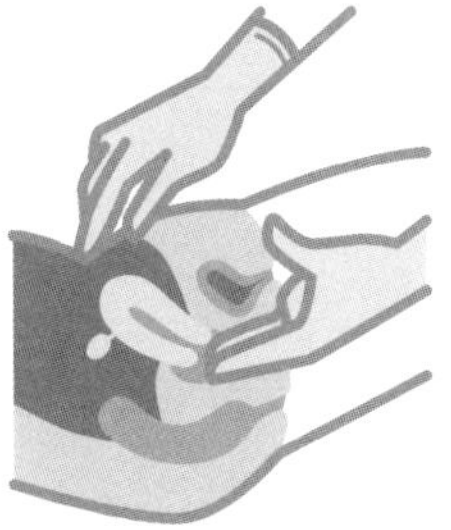

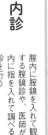

→

細胞診
綿棒や専用の器具で子宮粘膜をこすって細胞をとり、顕微鏡で調べる

少々わかりにくいため、以前のⅠ～Ⅴのクラス分けの分類と併記している医療機関もあります。いずれにしても、気をつけてほしいのは、この細胞診の判定結果は、がんの進行期分類とは違うということです。これは、後に述べる組織診の結果の表記についても同じです。

細胞診でASC-US（軽度の扁平上皮内病変）と診断された場合、精密検査をするか、経過観察にするか、（鑑別が困難なときには）HPV検査を行うかが検討されます。

子宮体がんの細胞診

子宮内腔にブラシやストローのような検査の器具を入れ、内膜の細胞をこすり取ったり、吸引するなどして細胞を採取し、それを顕微鏡で検査します（→p44図）。

検査結果は、「陰性・疑陽性・陽性」の3つに分けたり、クラスⅠ・Ⅱ（正常）、Ⅲ（子宮内膜増殖症）、Ⅳ・Ⅴ（子宮体がん）というクラス分類をしたりします。

HPV検査

子宮頸がんの発生にかかわる高リスクのHPV（ヒトパピローマウイルス）に感染しているかどうかを調べる検査です。高リスク型HPVに感染している場合には、組織診による精密検査を行います（→p44）。

もし、高リスク型に感染していないようなら、経過観察にするといった、判断をつけるのに役に立つ検査です。

卵巣がんの細胞診

卵巣の場合は、子宮のように膣を通して外から細胞を採取することができません。そのため、通常は卵巣がんの細胞診は行われません。

がんの確定診断は組織診で行う

細胞診で疑わしい結果が出た場合、組織の一部を切り取って顕微鏡で調べる組織診が行われます。

子宮頸がんの組織診

細胞診の結果、異形成《いけいせい》（がんではないが正常でもない細胞の状態。将来がんに変化する可能性がある）であったり、がんが疑われる場合は、コルポスコープという拡大鏡を使って子宮頸部を詳しく観察しながら、異常がありそうな部位の組織（2～3㎜程度の肉片）を採取します。組織を切り取っても、子宮頸部はほとんど痛みを感じないので、通常は麻酔をしないで行います。

組織診の結果、「異形成なし」「軽度異形成」「中等度異形成」であれば、定期的に細胞診で様子をみます。「高度異形成」「上皮内がん」「微小浸潤がん」である場合には、子宮頸部の一部を円錐状に切りとる「円錐切除術」を行うことがあります（→p78）。これは、検査のためと同時に治療にもなります。

子宮体がんの組織診

キューレットと呼ばれる細長い器具を子宮内腔に挿入し、子宮内膜の一部を採取します。ヒステロスコープという子宮鏡を使って子宮内部を観察しながら行うこともあります。

個人差もありますが、細胞診に比

子宮頸部細胞診・子宮体部細胞診

膣から綿棒やブラシ、または専用の器具を入れて、
子宮内の細胞をこすり取り、顕微鏡でがん細胞の有無を調べる

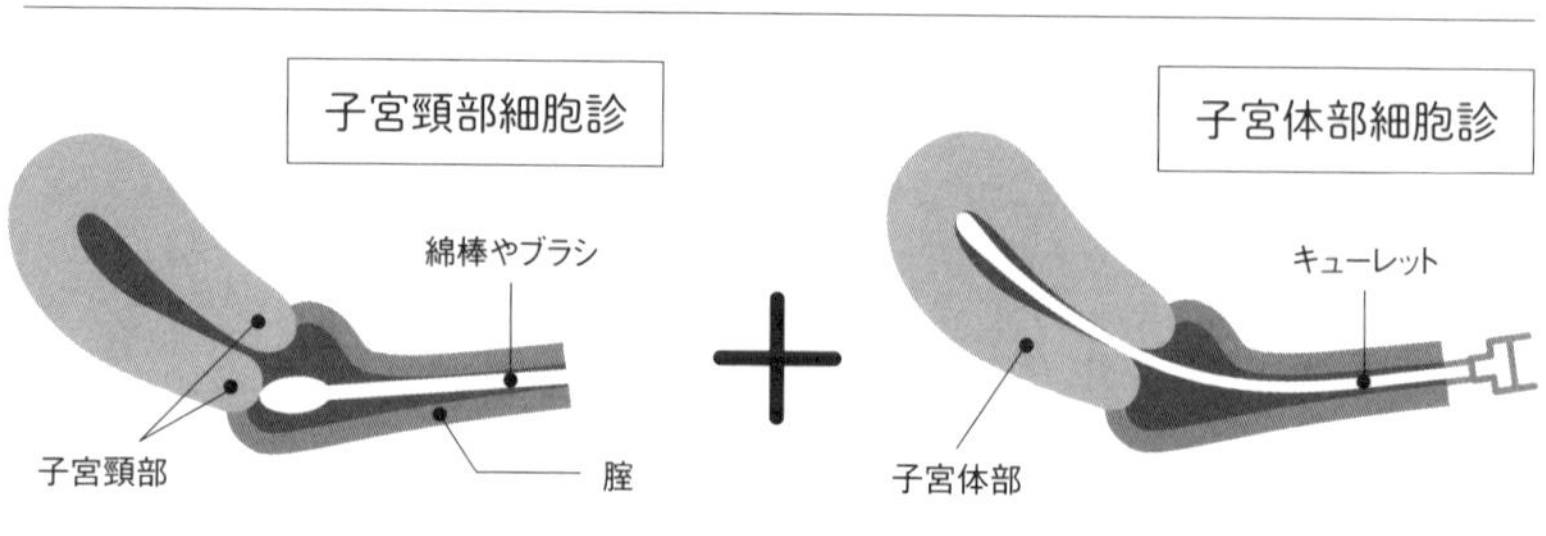

べておなかにひびくような痛みを伴う場合が多いので、麻酔を使うことも多いようです。痛みに弱い人は、あらかじめ医師と相談してもよいでしょう。

より詳しく調べるために、子宮内膜を全面的にかきとる（掻爬《そうは》）検査を行うときもありますが、その際は静脈麻酔を使用します。

なお、前述しましたが、この検査の結果のグレードと、がんの進行期とは違うので、間違えないようにしてください。

卵巣がんの組織診

卵巣は構造上、腟などと違って、組織の一部を外から切除することができません。手術で摘出した卵巣、あるいは卵巣腫瘍の部分を調べることが、診断確定のための組織診となります。

子宮頸がんの細胞診の結果の判定（ベセスダ分類）

細胞診の結果	推定病変	旧クラス分類
NILM（陰性）	異常なし・微生物・そのほか非腫瘍所見	Ⅰ・Ⅱ
扁平上皮系異常		
ASC-US（意義不明な異型扁平上皮細胞）	軽度扁平上皮内病変の疑い	Ⅱ～Ⅲa
ASC-H（HSILを除外できない異型扁平上皮細胞）	高度扁平上皮内病変の疑い	Ⅲa～b
LSIL（軽度扁平上皮内病変）	HPV感染・軽度異形成	Ⅲa
HSIL（高度扁平上皮内病変）	中等度異形成・高度異形成・上皮内がん	Ⅲa～Ⅳ
SCC（扁平上皮がん）	扁平上皮がん・微小浸潤がん・浸潤がん	Ⅴ
腺上皮系の異常		
AGC（異型腺細胞）	腺異型または腺がんの疑い	Ⅲ
AIS（上皮内腺がん）	上皮内腺がん	Ⅳ
Adenocarcinoma（腺がん）	腺がん	Ⅴ
Other（その他の悪性腫瘍）	その他の悪性腫瘍	Ⅴ

（資料：日本産婦人科学会・日本病理学会・日本医学放射線学会・日本放射線腫瘍学会編「子宮頸癌取扱い規約　2012」）

画像診断・腫瘍マーカーで多角的に診断

がんと確定する際には、前項で紹介した細胞診や組織診などにあわせ、画像診断や腫瘍マーカーなどで総合的に判断します。

超音波検査で子宮や卵巣を画像化する

超音波検査とは、人の耳には聞こえない高い周波数の音波を体に当て、はね返ってくる反射波（エコー）をコンピュータで画像処理し、モニターに映し出すものです。

子宮や卵巣を調べる超音波検査には、プローブ（超音波を発信する器具）を下腹部に当てて体内の様子をみる「経腹超音波検査」と、プローブを膣に入れて観察する「経腟超音波検査」があります。より詳細に観察できることから、経腟超音波検査のほうが主流になっています。

モニターに映し出されるエコー画像を見ながら診断するため、その場ですぐに結果がわかります。患者さんも一緒にモニターを見ながら、医師の説明を受けることができる点が大きなメリットです。

音波はエックス線とは異なり、放射線被ばくの心配がありません。また、痛みなどの体への負担はまったくありません。婦人科で受ける画像検査のもっとも基本的なものです。

腫瘍の状態を立体像として把握できるＭＲＩ検査

ＭＲＩ（磁気共鳴画像診断）とは、磁気の力を利用し、体に電磁波を当ててコンピュータで画像化する検査法です。立体的な画像が得られるため、縦、横、斜めなどあらゆる角度から腹部の臓器を詳しく観察するのに役立ちます。

子宮の腫瘍であれば、良性か悪性か、子宮内膜との位置関係はどうか、浸潤は進んでいるか、さらには、近くの臓器にがんが広がっていないかというところまで調べることができます。

卵巣では、腫瘍が良性か悪性か、もしも悪性だった場合、組織型はどんなものかといったことを診断する手がかりとなります。

経腟超音波検査とＭＲＩ検査の両

画像検査

経腟超音波検査

経腟プローブという発信器を腟に入れて検査する。その場ですぐに結果がわかる

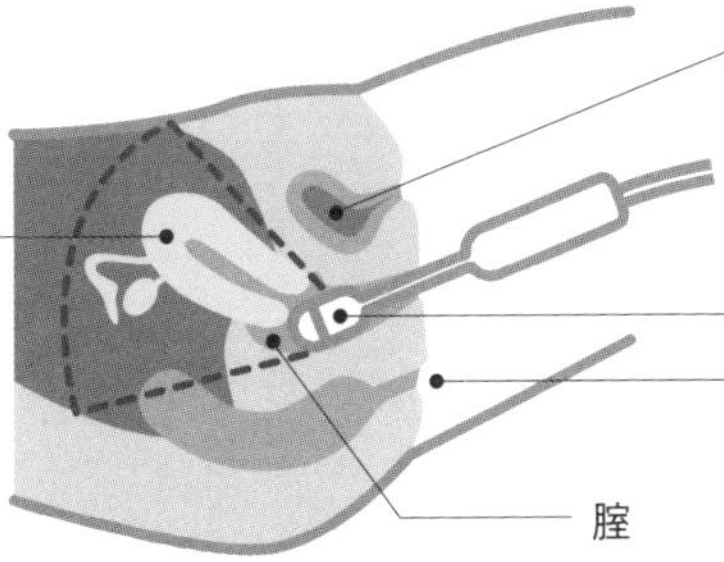

MRI検査

腫瘍の有無だけでなく、内容物が液体か、粘液か、脂肪かなども、かなり正確にわかる

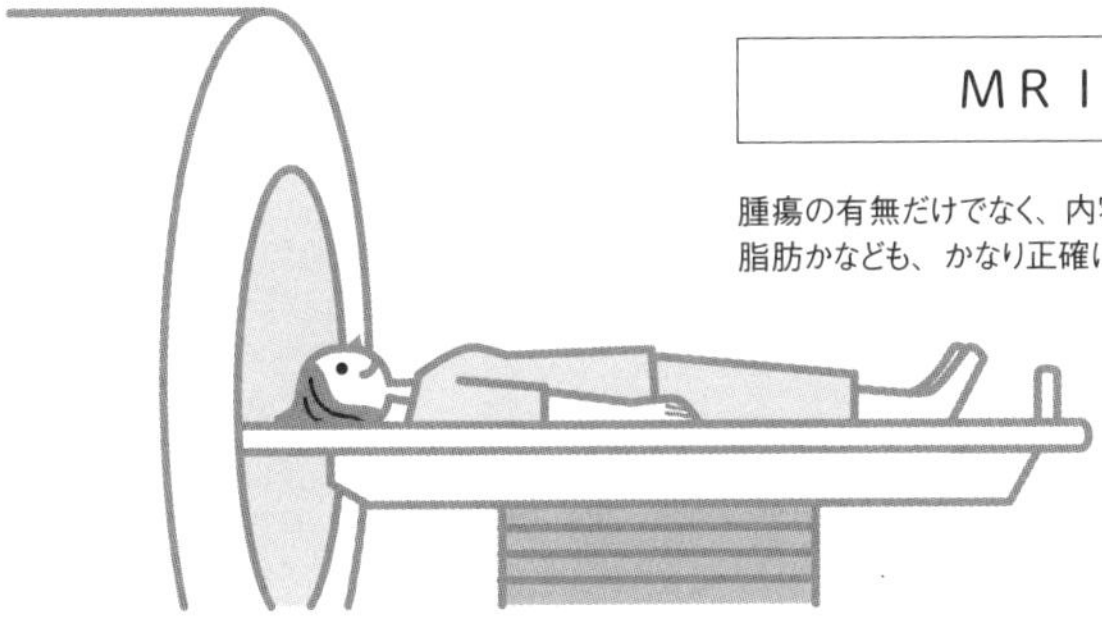

方を組み合わせることで、診断の精度がより高まります。

悪性腫瘍の場合、MRIはがんの広がり方（周囲への浸潤）を調べるのにも威力を発揮するため、手術を行うときには、摘出範囲を決定するのに不可欠な検査です。

磁気を利用しているMRIは、X線の被ばくの心配もなく、痛みもありません。ただし、ペースメーカーなど、体内に金属を埋め込んでいる人には磁気の影響があり、検査を受けられないことがあります。MRI対応可能なペースメーカーもあるので確認しておきましょう。

体を輪切りにして観察できるCT検査

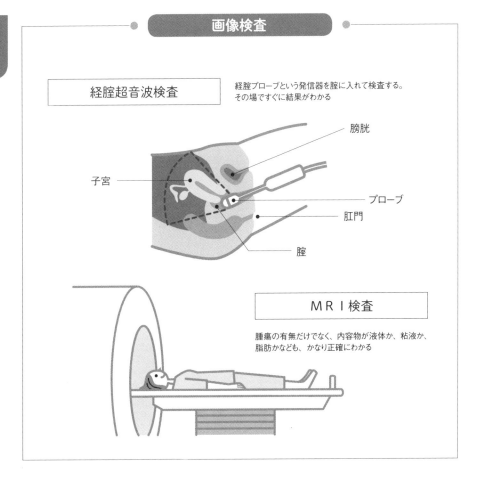

X線を体の外側から照射し、組織に吸収される線量の違いを利用して、コンピュータで画像化するのが

ＣＴ検査。体内を１㎜ごとに輪切りにした画像を見ることができます。

ただしＣＴは、子宮や卵巣、骨盤などの局所を詳しく調べるのには適していません。がんのリンパ節転移や、腹腔内全体の浸潤、肺や肝臓など遠隔臓器への転移の有無などを確かめるのに役に立つ検査法です。

検査に併う痛みもありません。しかし、Ｘ線の被ばくがあるため、妊娠中や妊娠の可能性のある女性にはすすめられる検査ではありません。

がんの有無や治療効果を調べる腫瘍マーカー

がんにはいろいろな種類がありますが、各がんに固有で特徴的な物質を産生することがあります。「腫瘍マーカー」と呼ばれるもので、その一部が体液中（主に血液）に放出されます。


それを調べ、特定のがんの存在を確認したり、進行度や治療の成果、再発の診断のために利用する検査を腫瘍マーカー診断といいます。

子宮体がん、子宮頸がん、卵巣がんでも、よく使用される腫瘍マーカーがあります（左表）。

たとえば卵巣がんでは、上皮性がんや漿液《しょうえき》性腺がん、粘液性腺がんなどでそれぞれ高くなる腫瘍マーカーが何種類かあり、比較的詳しい情報を得ることができます。

検査の方法は簡単で、血液検査で行うことができます。

ただし、腫瘍マーカーはがんの早期には血液中に出ないので、早期がんの発見には向きません。

また、ほかの要因でも測定値が上昇することがあったり、逆にがんが進行していても反応しないこともあり、感度はあまりよいとはいえません。

細胞診や組織診、画像診断そのほかの検査と合わせて総合的に診断するための補助的なものと考え、腫瘍マーカーの数値に一喜一憂しすぎないことです。

がんがブドウ糖を取り込む性質を利用したＰＥＴ検査

がん細胞は正常の細胞に比べて、３〜８倍もブドウ糖を取り込む性質があります。ＰＥＴ検査（陽電子放射断層撮影）はその性質を利用した検査法です。

ＦＤＧというブドウ糖に近い成分を体内に注射したあと、全身を撮影すると、ＦＤＧが多く集まるところが映し出されます。

その結果から、腫瘍が良性か悪性か、もし悪性であれば、どの程度進行しているのかなどの診断の手がかりとなります。ＰＥＴ検査は初期のがんにも対応が可能です。

さらにPETとCTを合わせた検査法もあり、より精度の高い情報が得られます。

ただし、小さながん細胞が散らばって存在していると対応できなかったり、がんではないのに炎症を起こしている部位に反応しやすかったり、糖尿病があると検査の精度が低下する可能性があるなどの弱点があります。

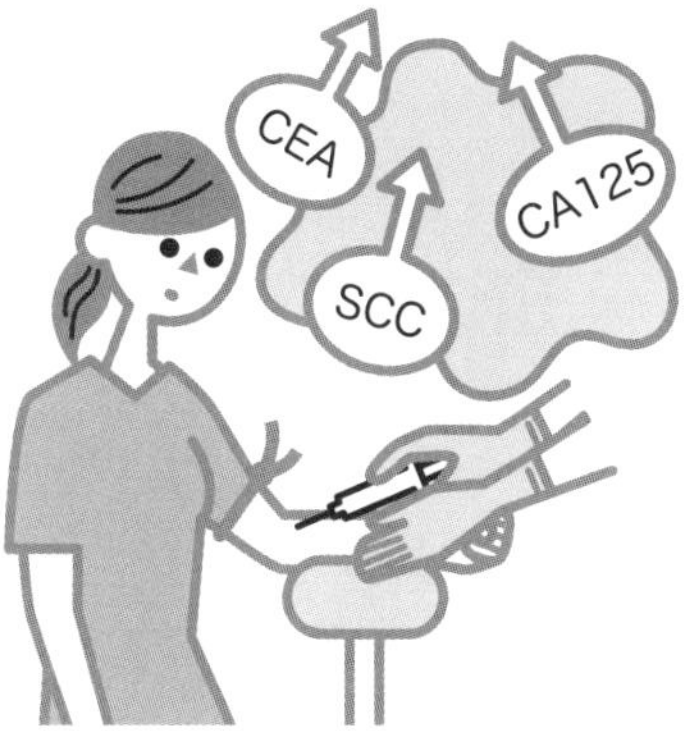

腫瘍マーカーはあくまで補助的な検査。
早期がんの発見には向かない

婦人科のがんに用いられるおもな腫瘍マーカー

がんの種類	用いられる腫瘍マーカー	特　徴
子宮頸がん 外陰がん 腟がん	SCC	扁平上皮がんの場合、上昇
	CA125	腺がんの場合、上昇
	CEA	腺がんの場合、上昇。 消化器系がんや乳がんでも上昇
子宮体がん	CA125、CA19-9	いずれも子宮体がんの診断の目安に用いられるが、子宮体がんの場合は感度が低い
卵巣がん	CA602	漿液性腺がんの場合、上昇
	CA125	漿液性、移行上皮、類内膜腺がんで上昇。 子宮内膜症、月経、妊娠でも上昇する
	CA72-4	ムチン性嚢胞がんの場合、上昇。子宮内膜症や消化器系のがんでも上昇
	CA54/61	粘液性腺がんで上昇。子宮内膜症、良性卵巣腫瘍、妊娠で上昇することもある
絨毛がん	hCG　hCG-β	妊娠でもわずかに上昇

コラム

がん以外の子宮・卵巣の病気

●子宮筋腫

子宮の筋肉にできる良性腫瘍です。婦人科疾患の中でもっとも多くみられるもので、女性の4~5人に1人の割合で発生するといわれています。

子宮の体部に複数できるケースが多く、女性ホルモンのエストロゲンが関わっているため、閉経までは大きくなる傾向があります。

症状としては、初期は無症状ですが、筋腫が大きくなるにしたがって、月経過多、不正性器出血、貧血、下腹部痛、腰痛、頻尿などが現れます。

閉経すれば筋腫は小さくなるので、支障がなければ経過観察をしたり、薬物療法を行います。出血が多くて貧血を起こしたり、筋腫が大きくて妊娠できないなどの問題があるときには、手術を考えます。

●子宮内膜症

子宮にある内膜が子宮以外の場所にできるものです。主な症状は、日ごとに強くなる月経痛や骨盤痛、そのほか性交痛や排便痛がみられることもあります。

初期の段階であれば経過観察や薬物療法で様子をみますが、ひどくなれば病巣部を取り除く手術が行われます。

●子宮頸管ポリープ

子宮頸部にできるポリープです。ポリープそのものは良性ですが、性交や激しく動いたあとに出血したり、おりものが増えたりすることがあります。治療は内視鏡による切除です。

●卵巣の良性腫瘍

卵巣にできる腫瘍の90%は良性のものです。腫瘍が大きい場合や、悪性が疑われる際などには、手術が行われます。

良性か悪性かの診断が難しいのですが、最近は手術前にかなりの精度で判断がつくようになりました。

第2章

受ける治療を決める前に確認しておきたいこと、準備しておくこと

治療にはどんな選択肢があるのか？　自分にとってベストな治療とは？　希望する治療が受けられる病院を探すには？　――ベストな結論を出すための情報の集め方や、治療を受ける前の心構えなどを考えてみましょう。

がんの告知を受けたときに心がけたいこと

がんと告知されて動揺しないでいるのは難しいもの。それでも、少しずつ気持ちを整え、治療に前向きに臨めるようになる方法を考えましょう。

時間はかかるが、いずれはがんである自分を受容できる

検査の結果、がんだという宣告を受けた場合には、だれでも大きなショックを受けるのはあたりまえです。医師の前で動揺してしまい、「頭が真っ白になって、医師の話がまったく理解できなかった」「何を言われたかよく覚えていない」という話をよく聞きます。

がんと心の関係を究める学問、サイコオンコロジー（精神腫瘍学→p74）の研究によると、がんだと告げられた患者さんは最初、大きな衝撃を受け、落ち込み、ときに現実を否認したり、なぜ「自分だけが」と怒りを感じたりします。

しかし、そのような混乱の中にあっても、徐々にがんを受け入れる気持ちが芽生えてきます。悲劇的な気持ちや迷いを繰り返しながら、時間はかかるものの、最終的にはがんである自分を受け入れ、治療に対して前向きに取り組めるようになるといいます。

まずは今の自分の病気の状態を正確に知ること

自分にもっとも合った治療を選択し、今後の治療の長い道のりを乗り切るために、まずは自分自身の患っている病気はどんなものなのか、今の病状はどうなのか、ということを把握することから始めましょう。

病気についての知識があれば、医師の説明も理解できるようになるはずです。自分のがんについての情報を集めることは、客観的かつ冷静になる意味でも大切なことです。そのうえで、疑問があれば、担当医によく確認しましょう。

告知された当日に落ち着いて話を聞けなかったのなら、日を改めて、説明を受ける時間をとってもらうようにします。その際には、家族や親しい友人に同行してもらってもよいでしょう。

1人で抱え込まず　だれかに話す、相談する

がんである自分を受け入れられたとしても、不安はつきないもの。がんという病気に対する漠然とした恐れと同時に、たとえばお金のことや仕事のこと、治療中の家族のことなど、現実的な不安もあります。

そんなときには、1人で悩みを抱え込まず、だれかに話したり、相談をすることです。話すことで、自分自身も落ち着き、気持ちを整理するのにも役立ちます。

家族や友人に話せればいいのですが、もし身近な人に心配をかけたくないというのであれば、担当医師を含め、看護師、病院の医療ソーシャルワーカー、相談支援センター（→p65）など、がんの専門家に相談をしてみることです。専門家はつらい気持ちを受け止めてくれたり、現実的な問題についてもアドバイスを与えてくれます。

少しでも解決できそうなことから、対策を立てていきましょう。

2週間以上も落ち込みが　続くようなら受診を

いうまでもなく、がんというのは、大きなストレスです。受け入れることができず、心のバランスを崩すことがあるかもしれません。2週間以上、夜、寝つけないとか、激しい落ち込みが続き、日常生活に支障が出るような場合には、うつ状態になっている恐れがあります。うつ状態になると、正しい判断ができなかったり、免疫力が低下してがんの治療そのものにも影響を及ぼすことがあります。早めに心療内科や精神科の受診をおすすめします。

がんに対する不安をやわらげるには

・つらいときには、1人でがまんせず、だれかに話す
・どんなことが不安なのか、具体的に書き出してみる
・解決できることから解決するよう行動する
・患者会のSNSを見たり、参加したりしてみる
・ときには仕事や家事、趣味の時間などに専念し、病気のことを忘れる時間をつくる
・無理をしない範囲で、体を動かす

子宮頸がんの進行期（ステージ）を知る

がんがどこまで進んでいるかを示すものが進行期です。進行期を知ることは、治療法を選択するうえで重要な情報になります。

がんの広がり方、大きさで進行期を確定する

子宮頸がんに限らず、がんという病気では、病巣の広がりや深さ、リンパ節やほかの臓器への転移の有無やその程度などによって、進行期を確定します。進行期というのは、がんの進み具合を表す指針で、「ステージ」といわれることもあります。

その後の治療方針を決めるための、重要な目安となります。

進行期はI期からIV期まで4段階に大別される

子宮頸がんの進行期は、大きくI

子宮頸がんの進行期分類

I 期	がんが子宮頸部にとどまっている	
	IA 期	肉眼では見えない。顕微鏡でわかる程度。がんは上皮をこえて基底膜《きていまく》の先に広がっているが、深さは5㎜以内。深さが3㎜以内のものはIA1 期、3㎜をこえるものはIA2期
	IB 期	肉眼でも見える。基底膜から5㎜をこえて広がっている。がんの大きさが4㎝以内ならばIB1 期、4㎝をこえたものはIB2 期
II 期	がんが子宮頸部をこえて広がっているが、腟壁の下3分の1、または骨盤壁にまでに広がっていない	
	IIA 期	腟壁に広がっているが、子宮傍組織《しきゅうぼう》（子宮を支えているじん帯）までは広がっていない。がんの大きさが4㎝以内がIIA1 期、こえたものがIIA2 期
	IIB 期	子宮傍組織に広がっている
III 期	がんの広がりが腟壁の下3分の1に達しているか、骨盤壁に達している	
	IIIA 期	腟壁の下3分の1に広がっているが、骨盤壁には達していない
	IIIB 期	子宮傍組織への広がりが骨盤壁に達している
IV 期	がんがほかの臓器に広がっている	
	IVA 期	子宮近くの膀胱や直腸に広がっている
	IVB 期	子宮から離れた肺や肝臓などの臓器に広がっている

（資料：国際産科婦人科連合 2008）

期からⅣ期の４段階に分けられます。それがさらに細分化され、全部で11段階に分けられています。

子宮頸がんは、子宮の入り口近くに発生するため、比較的早期に見つかりやすいものです。近年では子宮頸がん検診が推奨されていることもあって、Ⅰ期で見つかるよりも、正常ではない細胞が増える「高度異形成」（→p18）や、それよりも進行した前がん病変である「上皮内がん」（→p17）のときに見つかる例も多くなっています。

なお「上皮内がん」は、かつて子宮頸がんの０期に分類されていましたが、現在では進行期から外されています。

進行期によって治療法は異なりますが、ⅠA期までが初期がんとされ、手術も円錐切除術（→p78）などが行われます。

子宮頸がんはこのように進行する

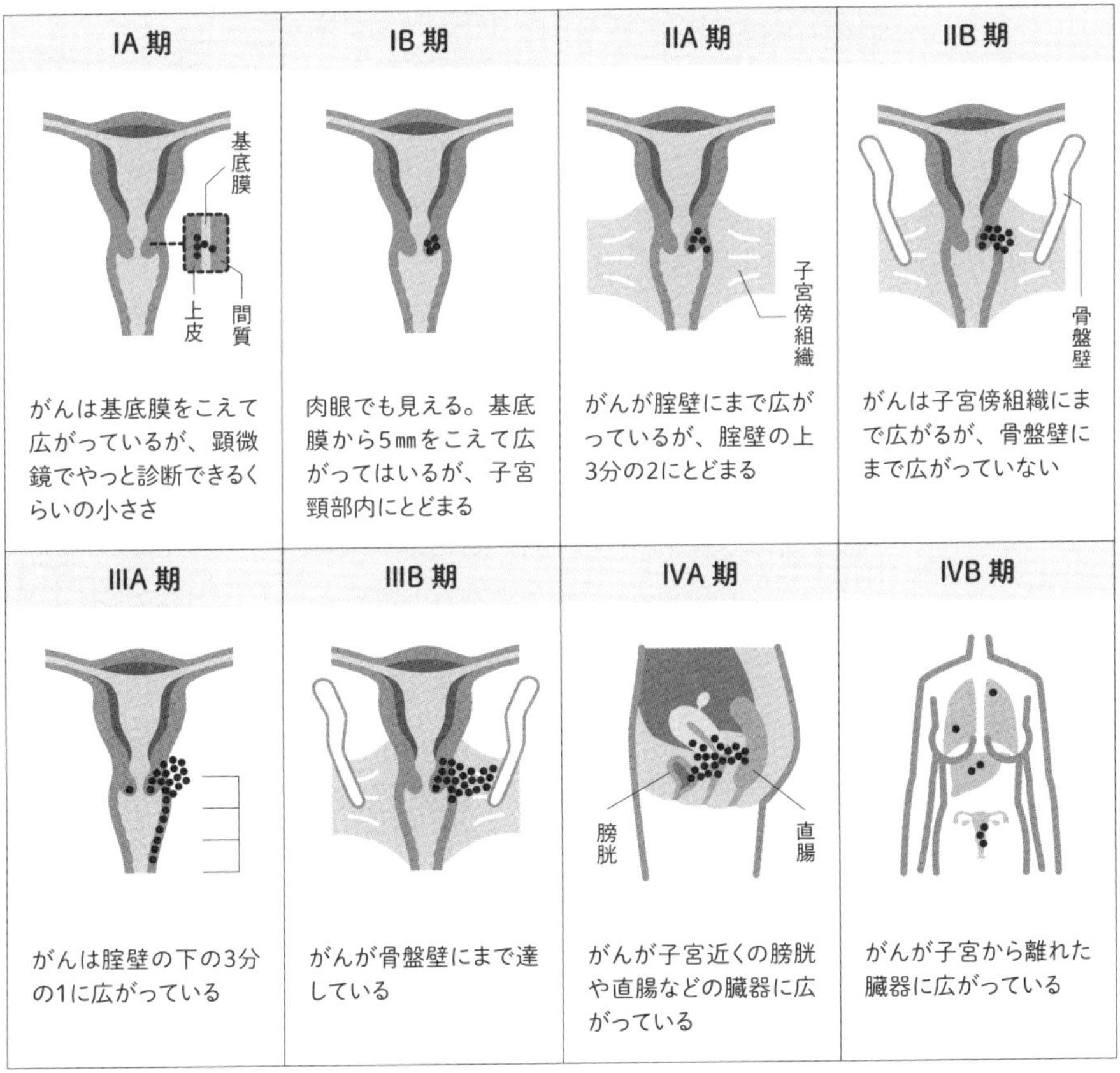

がんは基底膜をこえて広がっているが、顕微鏡でやっと診断できるくらいの小ささ

がんが腟壁にまで広がっているが、腟壁の上3分の2にとどまる

がんは子宮傍組織にまで広がるが、骨盤壁にまで広がっていない

がんは腟壁の下の3分の1に広がっている

がんが骨盤壁にまで達している

子宮体がんの進行期（ステージ）を知る

子宮体がんがどこまで進行しているかは、検査だけでは正確にはわかりません。そのため、進行期の確定は手術後に行われます。

子宮の奥に発生するため進行期がわかりにくい

子宮体部は内側から子宮内膜、子宮筋層、漿膜《しょうまく》という3つの層からできています。子宮体がんはまず、子宮内膜から発生して、子宮筋層に及んでいきます。それがやがて、子宮漿膜や付属器（卵管や卵巣）、周囲の臓器へと広がっていきます（浸潤）。

子宮体がんは、画像診断や細胞診、組織診などである程度は進行期の推測がつきます。しかし、頸がんと違って子宮の奥に発生するため、正確な進行期を判断するのは難しくなります。そこで、推定した進行期

子宮体がんの進行期分類

I 期	がんが子宮体部にとどまっている	
	IA 期	がんの広がりが子宮筋層の2分の1未満
	IB 期	がんの広がりが子宮筋層の2分の1以上
II 期	がんが子宮頸管部の間質に広がっているものの、子宮をこえていない	
III 期	がんが子宮外に広がっているが、小骨盤腔《しょうこつばんくう》（骨盤の中の子宮や卵巣など、骨盤臓器がおさまる空間）をこえていない。または所属リンパ節に広がっている	
	IIIA 期	がんが子宮漿膜《しきゅうしょうまく》（腹膜につながる子宮外側の膜）や付属器（卵管や卵巣）に広がっている
	IIIB 期	がんが腟や子宮傍組織《しきゅうぼうそしき》（子宮を支えるじん帯）に広がっている
	IIIC 期	がんが骨盤リンパ節や傍大動脈《ぼうだいどうみゃく》リンパ節に転移している。骨盤リンパ節転移をしている1期、傍大動脈リンパ節に転移している2期に分かれる
IV 期	がんが小骨盤腔をこえているか、膀胱や腸の粘膜に広がっている。さらに遠くの臓器に転移している	
	IVA 期	がんが膀胱や腸の粘膜に広がっている
	IVB 期	腹腔内の臓器や鼠径《そけい》リンパ節、そのほか遠くの臓器に広がっている

（資料：国際産科婦人科連合 2008）

をもとに、患者さんやご家族とも相談しながら、治療方針を決定します。

細胞診や画像診断の結果で初期のがんだと推定されていたのに、実際にはリンパ節まで広がっていたという例もあります。そこで、最終的な進行期の確定は、手術で摘出した標本をもとに行われます。これを「手術進行期分類」といいます。

進行期はⅠ期からⅣ期までの4段階に大別される

子宮体がんの手術進行期分類は、ⅠからⅣ期の4段階に区分されており、さらに期ごとにいくつかに分かれています。

なお以前は、がんになる前の病変である「子宮内膜異型増殖症」（→p84）を発症している段階を0期としていましたが、現在は進行期分類から外されています。

子宮体がんはこのように進行する

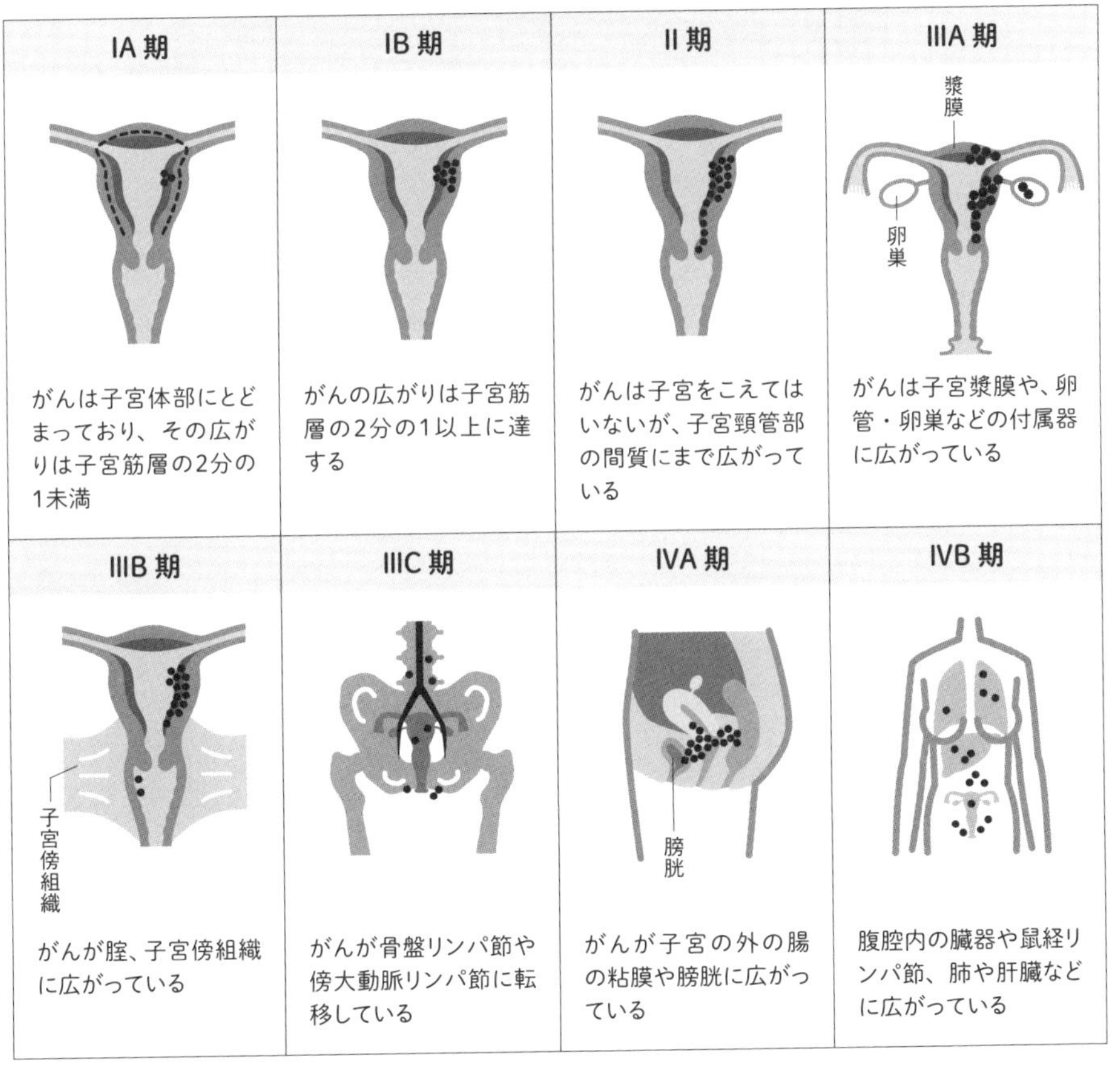

がんは子宮体部にとどまっており、その広がりは子宮筋層の2分の1未満

がんの広がりは子宮筋層の2分の1以上に達する

がんは子宮をこえてはいないが、子宮頸管部の間質にまで広がっている

がんは子宮漿膜や、卵管・卵巣などの付属器に広がっている

がんが腟、子宮傍組織に広がっている

がんが子宮の外の腸の粘膜や膀胱に広がっている

腹腔内の臓器や鼠経リンパ節、肺や肝臓などに広がっている

卵巣がんの進行期（ステージ）を知る

卵巣がんも子宮体がんと同じように、手術前に検査のみでの進行期確定は難しく、多くの場合、手術後の病理検査で確定します。

手術による診断が先行 結果により治療法が決まる

卵巣の場合は、子宮頸部や子宮体部とは違い、外から観察したり、器具を膣側から挿入して組織をとったりすることはできません。

そのため、腹部の内診や触診、経腟超音波検査、ＣＴ、ＭＲＩなどの画像診断、腫瘍マーカー検査などを行います。その結果によって、ある程度は卵巣がんの進行期を推測できるのですが、それだけで確定することはできません。

手術によって腹腔内を観察したうえで、摘出した腫瘍を病理検査（組

卵巣がんの進行期分類

I 期	がんが卵巣あるいは卵管内にとどまっている	
	IA 期	がんが片側の卵巣や卵管にとどまっている
	IB 期	がんが両側の卵巣や卵管にとどまっている
	IC 期	がんが片側もしくは両側の卵巣や卵管にとどまっているが、被膜表面に広がっていたり、被膜がやぶれたりしている。あるいは腹水や腹腔の洗浄による細胞診でがん細胞が見つかる
II 期	がんが子宮や直腸、膀胱などの骨盤内臓器へ広がっている　もしくは原発性の腹膜がん	
	IIA 期	がんが子宮や原発部以外の卵巣や卵管へ広がっている
	IIB 期	がんが子宮や卵巣、卵管以外の骨盤内の臓器（直腸、膀胱、膣など）に広がっている
III 期	がんが骨盤腔《こつばんくう》（子宮や卵巣、直腸、膀胱などの骨盤内臓器がおさまる空間）をこえて、腹膜や大網《だいもう》（胃の下に広がる脂肪の網）のある腹腔や後腹膜リンパ節に転移している	
	IIIA1 期	がんが後腹膜リンパ節だけに転移している
	IIIA2 期	顕微鏡でしか見えない大きさのがんが腹腔内に転移している
	IIIB 期	2cm以下のがんが腹腔内に転移している
	IIIC 期	2cmをこえるがんが腹腔内に転移している
IV 期	がんが肝臓や肺など遠くの臓器に転移している	
	IVA 期	胸水の中にがん細胞が見られる
	IVB 期	がんが肝臓や脾臓などの腹腔内の臓器の内部、遠くのリンパ節などに転移している

（資料：国際産科婦人科連合 2014）

織や細胞を顕微鏡などで詳しく調べること）することで、初めて正確な進行期が確定します（手術進行期分類）。この進行期に基づいて、その後の治療方針が決まります。

4つに分けられる卵巣がんのステージ

卵巣がんの進行期は、Ⅰ期からⅣ期までの4段階に分かれています。各期は、さらにがんの広がり方などによって11段階に分けられます。

卵巣がんは、ほとんど自覚症状がなく、発見が遅れがちです。初診時にはすでに転移していることも多く、開腹すると、がんが腹膜に広がり、Ⅲ期以上と診断される例も少なくありません。

しかし、最近は新しい薬による化学療法も進みつつあり、治療成績も少しずつ上がってきています。

卵巣がんはこのように進行する

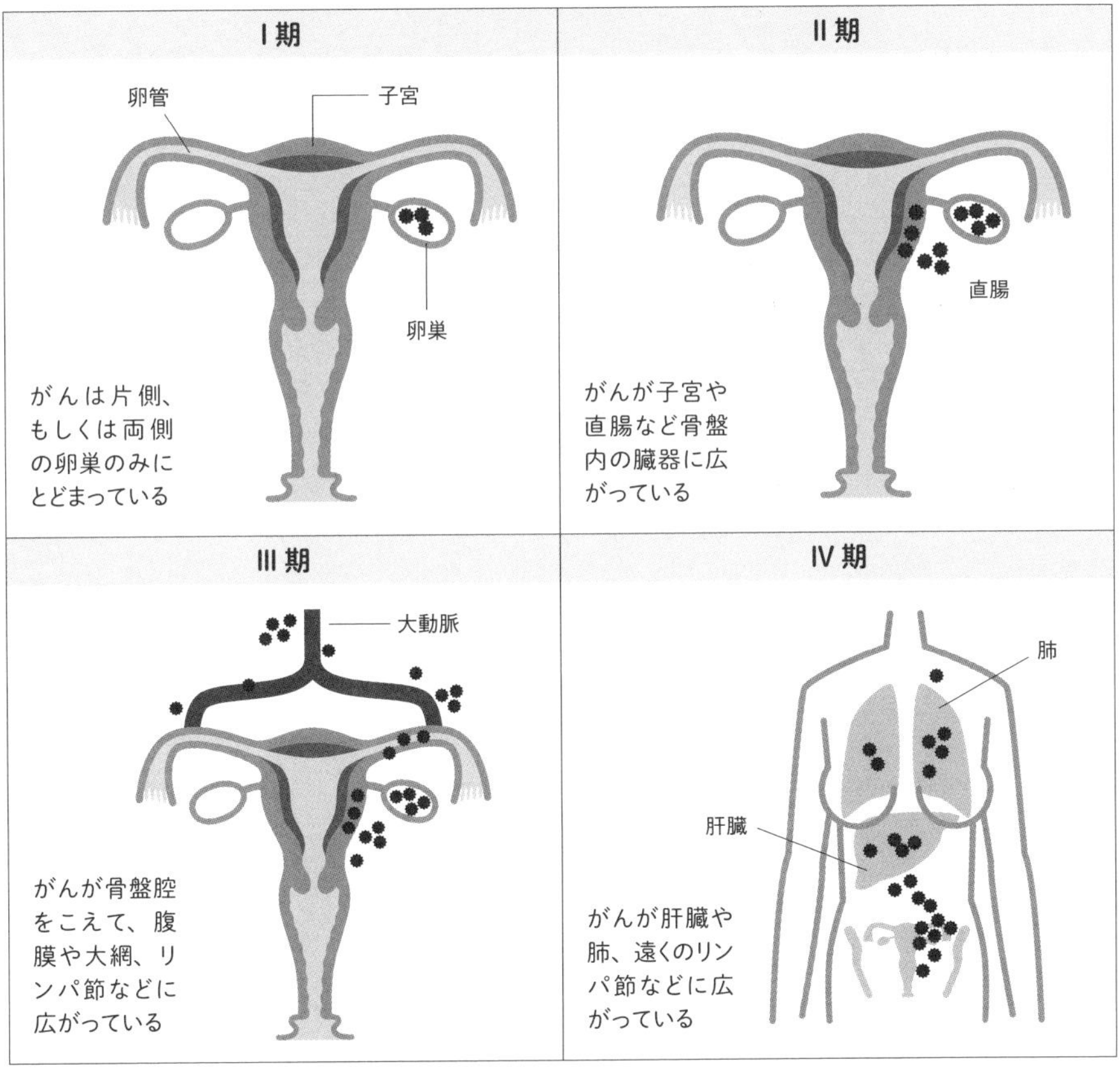
Ⅰ期
卵管
子宮
卵巣
がんは片側、もしくは両側の卵巣のみにとどまっている
Ⅱ期
直腸
がんが子宮や直腸など骨盤内の臓器に広がっている
Ⅲ期
大動脈
がんが骨盤腔をこえて、腹膜や大網、リンパ節などに広がっている
Ⅳ期
肺
肝臓
がんが肝臓や肺、遠くのリンパ節などに広がっている

納得のいく治療を受けられる病院を選ぶポイント

検査や治療、その後のフォローアップなど、病院とは長いつきあいが続きます。専門的な治療が受けられるかどうかはもちろん、医師との相性も大切です。

がん専門病院か専門医のいる病院を探す

婦人科のがんの場合、種類も多様で、症例も少ないものがあり、そのぶん治療も難しくなります。そのため、検査や治療設備が整ったがん専門病院か、婦人科がんの専門医やスタッフのいる病院を選ぶことが基本になります。

無理なく通える範囲にあって、病気に精通した医師のいる病院を探すには、最初にかかった医師やホームドクターに相談してもよいですし、自分で調べることもできます。

各都道府県にあるがん診療連携拠点病院（↓p65）の、がん相談支援センターに相談したり、国立がん情報サービスセンターのホームページ（↓p64）で探すことも可能です。

また、日本婦人科腫瘍学会のホームページ（↓p64）では、全国各地の婦人科腫瘍の専門医を検索することができます。

自分がかかったがんの治療実績を調べる

あなたのがんについて、各病院の手術や治療実績がどの程度かを調べることも大切です。今は、情報公開が進んでおり、それぞれの病院のホームページで、治療実績などを確認できることが多くなっています。

それでも判断に迷ったり、もっと情報を集めたければ、日本産科婦人科学会（↓p64）が刊行している『日本婦人科学会雑誌』に、子宮頸がん、子宮体がん、卵巣がんの治療を手がけた医療機関別の集計報告が毎年発表されています。インターネットで確認することができますから、参考にするとよいでしょう。

がん専門病院が向かないケースもある

がん専門病院で治療を受けるメリットには、次のようなことが上げられます。同じ医師が比較的長く勤務しているので治療方針も一貫している、医師以外の看護師や検査技師、薬剤師などのスタッフもがんに精通している、などです。

ただし、心血管疾患や重い糖尿病、透析が必要な腎臓病など、重度の持病・合併症をもっている場合には、一般内科医が常勤していないがん専門病院での治療は向きません。その際には、持病・合併症のケアができる、総合病院での治療をおすすめします。

担当医師との相性も大切なポイントの1つ

病院のシステムや設備、治療実績とともに考えたいのは、あなたと担当医師との相性です。名医と評判が高かったのに、どうしても性格が合わないというケースも少なくありません。医師の話が一方的で、聞きたいことも聞けないとか、質問をすると説明を面倒がるといった話を聞くこともあります。

担当医を信頼できなければ、納得のいく治療を選ぶことなどできません。ストレスをかかえたままでは、治療にも差し支える恐れがあります。どうしても合わないようであれば、思いきって他の病院を探すことも選択肢に入れましょう。

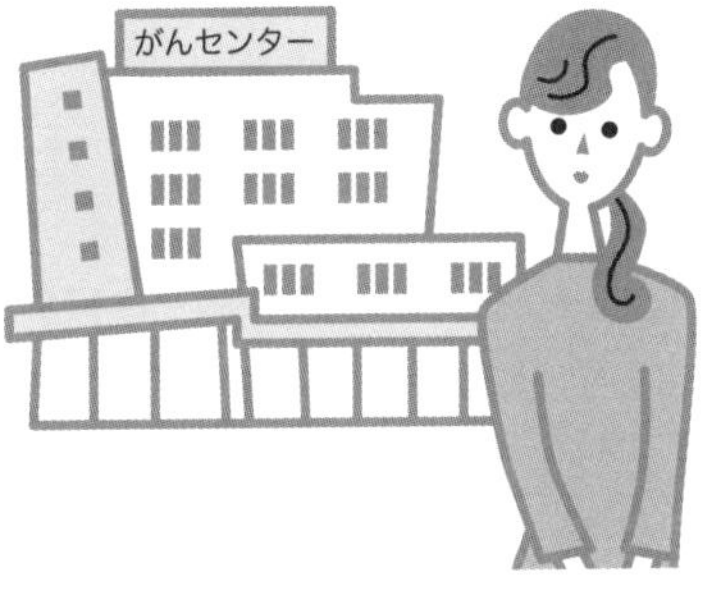

病院選びは治療を進めるうえで重要なポイントになる

自分にあった病院を探すための目安は

・あなたのがんの、治療や検査ができる医療設備が整っているか
・通うことのできる範囲内にある病院か（入院期間が終わっても、がんの治療は、その後も長く続きます。あまり遠すぎるのも考えものです）
・あなたと同じがんを治療した実績のある医師はいるか（同じ症例を多く手がけているか）
・医師はあなたの話をよく聞いてくれるか
・医師の説明はわかりやすいか
・医師はあなたの意思を尊重してくれるか
・セカンドオピニオンを求めたときなどに、快く情報開示をしてくれるか

治療を受ける前に医師に確認すべきこと

多様化しているがんの治療法。その中から治療方針を決めるためには、医師との十分な話し合いが必要です。

インフォームドコンセントで病気への理解、納得を

インフォームドコンセントというのは、医師から病気について患者が十分な説明を受けたうえで、その内容を正しく理解し、納得し、同意することをいいます。

医師が一方的に治療方針を決めるのではなく、医師と患者、双方がともに考え、話し合い、納得をして治療に取り組もうというものです。

治療方針を決める前には、インフォームドコンセントの機会がもうけられます。医師だけではなく、ときには看護師や薬剤師など、他のスタッフを交えることもあります。

また、インフォームドコンセントの機会は一度きりではなく、必要なら複数回時間をもうけることも可能です。患者自身も、医師の説明を正確に理解するため、事前に病気に対する知識を身につけておくようにしたいものです。

家族の同席、メモの使用など時間を上手に活用

十分な話し合いが必要といっても、診察時間は限られています。与えられた時間をうまく生かすために、話し合いの際に心がけたいことは次のとおりです。

①できれば家族や親戚、親しい友人など、信頼できる人の同席を依頼

聞きもらしを防ぐことができ、自分以外の視点から質問してもらったり、あとで客観的な意見を聞けます。なにより説明時の不安感をやわらげてくれます。

②前もって聞きたいことを準備

効率よく質問するためには必須。また、一度にすべて聞くのは無理なので、優先順位をつけておきます。

③医師の説明や話し合いの内容をメモする

わからなかったことをあとで調べたり、説明を確認するのに役立ちます。場合によっては、医師の許可を

得て、スマホなどで医師の話を録音させてもらえばより確実です。

わからないこと、不安なことはなんでも質問を

話し合いでは通常、医師からがんについての説明や、「標準治療」（↓p10）に基づいた治療の提案などがあります。場合によってはいくつかの治療法を示されて、選択する必要が出てくることもあるでしょう。

治療に対して疑問に感じることや少しでも不安なことは、その場で積極的に医師に質問することです。迷いがあっても、いろいろな情報を集めたり、話をしているうちに、自分自身はどうしたいのかという気持ちも見えてくるはずです。

治療を受けるうえでこれだけは聞いておきたい、確認したいこと

★現在の病状について

・いま、どのような病気が推察されるか、あるいは診断されたか
・がんはいま、どこにあるのか
・どれくらい進行しているか（病期は？）
・それはどのような検査の結果に基づいてわかったのか（診断の根拠）

★治療について

・治療にはどんな選択肢があるのか
・それぞれの治療を選んだ場合の結果の予測は（最善の場合、最悪の場合）？
・それぞれの治療法の合併症、副作用、後遺症は？
・（担当医が）一番すすめる治療法は？
・なぜその治療法がすすめられるのか（治療実績やエビデンスは？）
・その治療法の内容、期間、費用は？
・治療を受けることによって治る確率は？
・治療後の生活はどうなるのか
・再発する可能性は？
・いつまでに治療法を決めなければならないか

★生活・そのほかについて

・仕事や生活への影響は？
・治療前、治療中、治療後で（食事や運動、性生活など）制限しなければならないことがあるか
・そのほか治療前に準備したり、気をつけたりすることはあるか

自分のがんを知るための情報収集のコツは

治療を始める前に自分の病気に対する情報を集め、知識をもっておくことは大切です。一方で、あふれる情報に振り回されないことも必要になってきます。

インターネット情報を上手に活用するためには

現代、がんの情報を集めようとしたら、もっとも強い武器になるのはインターネットでしょう。

調べたい項目について、最新の情報はもちろん、専門家の意見から、同じ患者の体験談まで、家に居ながら幅広く収集することが可能です。

一方で、インターネットには情報の氾濫という弊害もあります。多すぎる情報で判断に迷いが生じてしまうのです。また、ネットの情報は玉石混交。その信用性は常に問題になっています。有益な情報を集めるための方法としては――

①自分に必要な情報は何かをよく考える

がん情報といっても実にさまざまです。今、自分にとって何が必要であるかを、ある程度整理しておくことで混乱を防げます。

②信頼できるサイトで調べる

もっとも信頼性のおけるサイトは公的機関が提供しているものです。国立がん研究センターの「がん情報サービス」、先端医療振興財団の「がん情報サイト」、日本癌治療学会の「がん診療ガイドライン」などが該当します。各学会やがん専門病院のサイトなども参考になります。

子宮がん・卵巣がんに役立つ情報サイト

がん情報サービス 国立がん研究センターがん対策情報センター
http://ganjoho.jp/

がん情報サイト （公財）先端医療振興財団　臨床研究情報センター
http://cancerinfo.tri-kobe.org/index.html

がん診療ガイドライン 日本癌治療学会
http://www.jsco-cpg.jp/top.html

日本婦人科腫瘍学会
https://jsgo.or.jp/

日本産科婦人科学会
http://www.jsog.or.jp/

③患者会やサポートグループの体験談にも貴重な情報がある

同じ病気を患い、治療を受けた人たちでつくった患者会や、医療関係者の支えのもとつくられたサポートグループのサイト、個人闘病記サイトは、実際の体験談を通し、不安を解消して、先を見通すために役立ちます。また、疑問に対する具体的な答えが見つかることも。

④情報が新しいかどうか確認する

医学の情報は日進月歩です。日々新しい治療の開発が進み、ガイドラインなども改訂され、統計の数字も年々かわってきます。インターネットといえど、情報の発信日を常に意識すべきです。

図書館の司書に相談する方法もある

本もまた、信頼のおける情報ツールとして重要です。自分で探すのが難しいときは、公共図書館や医療機関内にある図書館の、司書に相談するという方法もあります。

最近の公共図書館は、医療情報のニーズの高まりを受け、健康・医療本を充実させているところも少なくありません。そのような図書館で司書に探す手伝いを頼んでみましょう。

また、大きな医療機関、特にがん診療連携拠点病院の中には、患者さん向けの図書館があり、医学関連図書が置いてあったり、相談できる司書や看護師を配置したりしているところが増えてきています。

相談支援センターは悩めるがん患者の強い味方

相談支援センターというのは、全国のがん診療連携拠点病院に設けられており、情報を提供したり、相談に乗ったりしてくれるところです。病院によって「医療相談室」「がん相談支援室」など名称が違いますが、患者本人だけでなく、家族でも相談にのってもらえます。

がん診療連携拠点病院とは

全国どこでも質の高いがん治療を提供できるよう、都道府県知事からの推薦に基づいて、厚生労働大臣が指定する病院のことです。各都道府県で中心的な役割を担っている「都道府県がん診療連携拠点病院」と、市区町村をこえて各地域に整備された「地域がん診療連携拠点病院」とがあります。

がん患者に対する相談支援や情報提供も重要な役割の1つで、がんの相談支援の窓口を設置しています。

治療法に悩んだら、セカンドオピニオンの活用を

担当医に提案された治療法が納得いかないときや、迷ったときは、セカンドオピニオンを利用するという方法があります。最近は、医師の間でも必要性が浸透してきています。

セカンドオピニオンを受ける意味は

セカンドオピニオンとは、担当医から説明された診断やすすめられた治療方法を、別の角度から検討するため、ほかの医師に〝第二の意見〟を求めることです。

担当医から治療についての説明を受けたが疑問がある、あるいは納得がいかない、提案された複数の治療法の選択に迷うといった場合に、利用したいものです。

もし、担当医の意見（ファーストオピニオン）と同じ見解を得られたならば、納得して治療を受けることができるでしょう。

反対に、担当医と違う意見が提案されれば、選択肢が広がったことになり、これも自分自身で納得のいく治療を選ぶ一助となります。

担当医との関係が悪くなるのではないかと心配する人も多いのですが、セカンドオピニオンを求めるのは、患者の権利です。医師の間でも、その必要性が浸透してきていますから、希望があれば、遠慮なく申し出ることです。

治療が始まってからでも、疑問がわいたり、不満が出たりしたとき、あるいは再発の際でも、セカンドオピニオンを求めてもかまいません。

セカンドオピニオンの上手な受け方

セカンドオピニオンを受けたいと思っても、勝手にほかの病院にかかることは避けなければなりません。まず、担当医にセカンドオピニオンを希望したい旨を伝え、紹介状、およびこれまでの検査結果や画像診断のフィルムなどのデータを用意してもらいます。準備のために2～3週間かかることもあります。

どの病院で受けるか

最近は「セカンドオピニオン外来」を設けている病院も増えていま

す。自分自身でインターネット情報などから検討してもよいでしょうし、相談支援センター（↓p65）に問い合わせる方法もあります。

予約をして確認を

セカンドオピニオンを受けたい医療機関が決まったら、予約をして、何を持っていけばいいか、時間の規定はどうなっているか、料金はどれくらいかかるのかということを確かめましょう。

セカンドオピニオンを受ける際は、健康保険がきかず、自費診療になります。料金は病院によって違いますが、1万～3万円のところが多いようです。

また、相談時間も限られており、30分～1時間程度のところが多く、時間が長いと、そのぶん料金が上がる設定をしている病院もあります。

受ける当日は

時間は限られていますから、ただ漠然と医師の話を聞きにいくのではなく、自分は何を聞きたいのか、事前にはっきりさせておくことです。

これまでの経過や検査結果の内容、治療方針の説明、問題点、聞きたいことなどをしっかり整理しておきましょう。要点をメモしておくと便利です。

受ける当日は

当日は、できれば家族や信頼できる人に同行してもらうと安心です。話を聞く際にも、メモをとるようにしましょう。

セカンドオピニオンを受けたあとは担当医に報告

セカンドオピニオンを受けたら、担当医にその内容を報告し、これからのことについて再度検討する必要があります。もし、セカンドオピニオンを受けた医療機関へ転院を希望する場合には、あらためて担当医に紹介状を用意してもらうのが一般的な方法です。

治療前にセカンドオピニオンを受けるということは、そのぶん、治療を開始する時期が遅れることになります。だからこそ、有意義に活用したいものです。

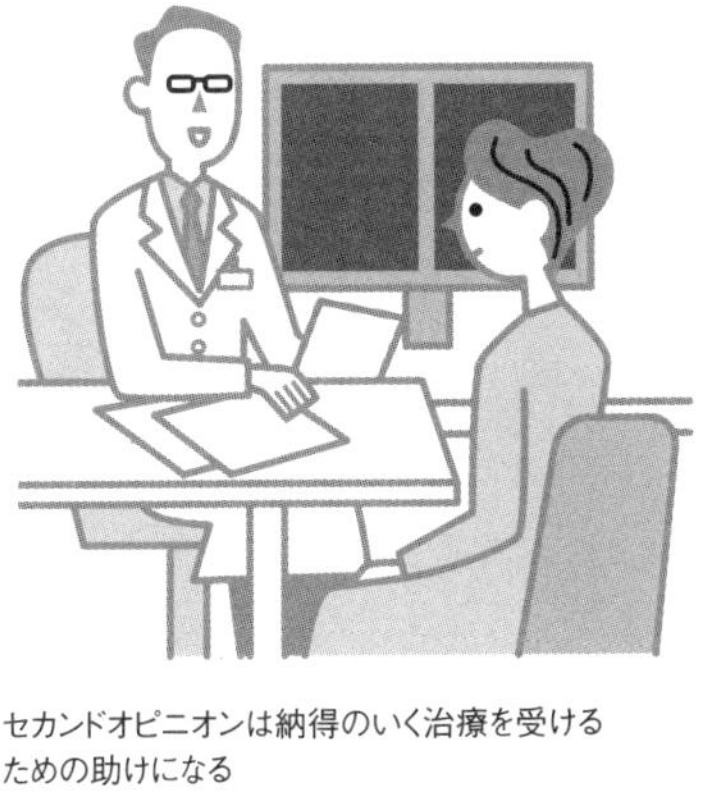

セカンドオピニオンは納得のいく治療を受けるための助けになる

病気のこと、家族や職場にどうやって伝える？

家族に対しては、自分の素直な気持ちを伝えましょう。
そのときは、相手の気持ちも考え、伝え方の配慮は必要です。

家族には、配慮しつつもできるかぎりオープンに

パートナーがいる場合

夫などパートナーには、まず最初に伝えるべきです。パートナーには、一緒に病院で説明を受けたり、精神面を含め、家事などの実務的な援助をしてもらうためにも欠かせません。

子どもがいる場合

子どもに自分の病気を知らせ、ストレスを抱えさせるのはかわいそうと、伝えるのをためらう人もいます。

子どもの年齢にもよりますが、基本的にはがんであることを伝えるべきです。子どもは子どもなりに親の異変を察知しており、下手に隠そうとすると悪いほうにとらえたり、自分のせいで母親が病気になったのでは、と考える場合もあるからです。なかには、がんがうつる病気だなどと、誤った考えをもつ子もいるので、その意味でも親の口から直接伝えたほうがいいのです。

その子のわかる範囲で、がんという病気についての正しい知識、受ける治療や今後の見通しなどを伝えてあげましょう。年齢の低い子には、絵本や人形などを使って、その子の理解できる言葉で伝えるという方法もあります。

そのうえで、子どもに対するサポートを、パートナー、祖父母、知人、担任の先生など周囲に頼み、できる限り子ども自身の生活を支えてあげるようにしましょう。学齢期の子どもに対しては、通学や勉強にな

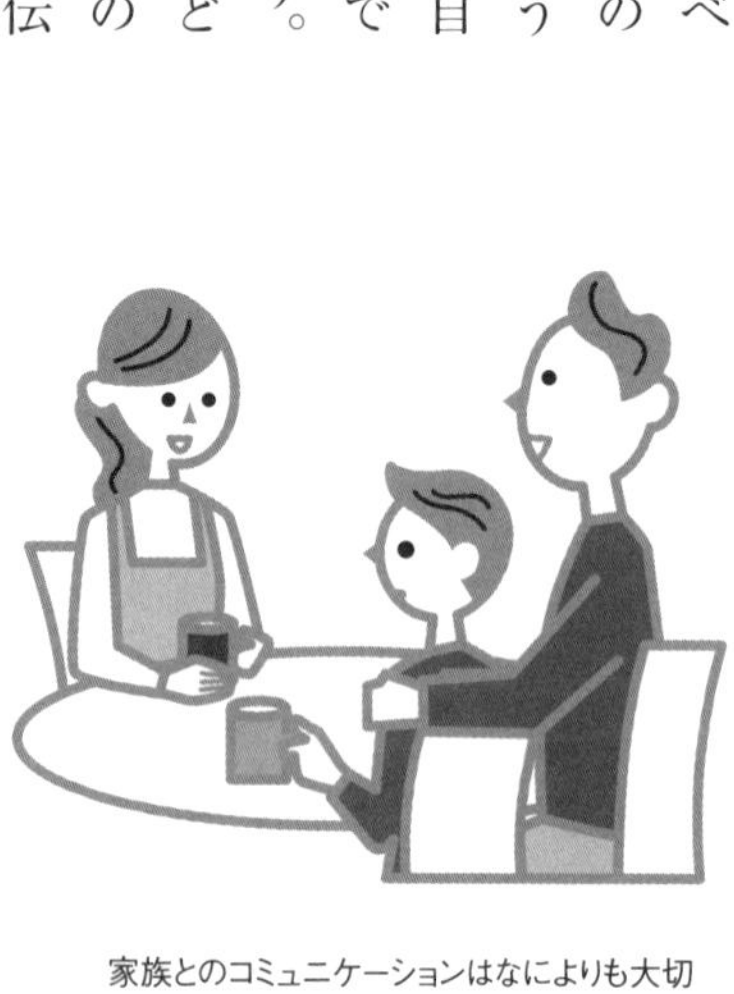

家族とのコミュニケーションはなによりも大切

るべく支障がでない環境を整えてあげます。

病気の母親を中心にして、子どもを含め、家族の協力体制ができ、以前よりも信頼関係が深まったという話をよく聞きます。家族でオープンに話し合える環境をつくるようにするのが理想です。

親への伝え方を考える

親への伝え方も難しいものです。親にとってはいくつになっても、子どもは子ども。わが子ががんになったという事実は、大変なショックなのです。それでも、親がかなりの高齢であるとか、疎遠になっているということでなければ、やはり伝えるべきです。受け入れるのにしばらく時間がかかったとしても、受け入れたあとにはきっと力強い味方となってくれることでしょう。

伝え方やタイミングは、親の性格や、同居か別居なのか、普段の関係性など、個々に違いがありますから、一概にはいえません。兄妹や配偶者から伝えてもらったとか、面と向かっては伝えづらいので、電話や手紙で伝えたという例もあります。

職場には治療プランも含めて伝えておきたい

がんの治療は、たいてい長丁場になります。その際、職場の理解を得たり、迷惑をかけないようにするためにも、がんの治療を受ける前には、会社や上司への報告は必ずしておきたいものです。

関係者すべてに報告する必要はありません。まずは直属の上司や同じ仕事をしている同僚だけでいいでしょう。説明も暫定的なものでかまわないので、入院の日程やその後の治療スケジュールを伝えておきます。

時間が許す限り、業務の引き継ぎもすませます。

就業規則や支援制度の確認も忘れずに

入院や、その後の治療で会社を休むことになるので、前もって会社の休暇や欠勤などの就業規則の確認をしておくことが大切です。必要に応じて、診断書などを提出しなければならないこともあります。

また、がんの治療を受けている社員に対して、支援制度を設けている会社も増えてきています。そのような制度の有無についても、確かめておくとよいでしょう。

仕事のことで悩んだときには、担当医、医療ソーシャルワーカー、相談支援センターなどに相談してみるのも1つの方法です。

知っておきたい！ 治療にかかる費用と援助制度

がんの治療には、治療費だけでなく、それ以外にもさまざまな費用がかかります。負担を支えてくれる制度もあることを知っておきましょう。

公的保険のきく費用ときかない費用がある

がんの治療を受けるのにかかる費用の中には、公的な健康保険がきくものときかないものがあります。

公的な健康保険がきくものは、検査代や手術代、薬代、一般的な放射線治療の費用などです。

一方、たとえば、最新の治療や新薬には、公的保険がきかないものがあります。また、入院して治療を受けるときにかかる、食事代、差額ベッド代やパジャマなどのレンタル代、洗濯代など、治療に直接関係ないものも保険がききません。

そのほか、通院するための交通費、家族が見舞いにくる際の交通費等も、治療代とは別に見積もっておかなければなりません。

治療費を前もって知りたい場合には

公的保険がきく治療といえども、がんの治療費は高額になります。たとえば、初期の子宮頸がんの治療である「子宮頸部円錐切除術」は、手術代だけでも3割負担で6万～9万円になります。単純子宮全摘術の場合、20万円～30万円かかります。

治療費は、その人のかかっているがんの種類や治療内容などによって違ってきますし、2年ごとに医療費の改定も行われるため、なかなか把握しづらいものです。自分の治療にどれくらいのお金がかかるのか、前もって知りたい場合には、病院の会計窓口に相談してみましょう。

最近では、診断群分類包括評価（DPC）を導入し、あらかじめ治療費の目安がわかる病院も増えています。DPCは病気と治療内容をもとに、1日あたりの医療費が決まっている制度で、ここに入院日数をかけると総医療費を計算できます（追加の治療により、適宜、加算がある）。

お金のことは相談しにくいものですが、経済的な理由で治療を断念することのないようにしたいものです。

治療費を軽減する制度はいくつもある

高額療養費制度

医療費の支払いが高額になった際、年収や年齢によって定められた自己負担限度額を超えた分について、公的医療保険から払い戻しをしてくれる制度です。

この制度は、かかった費用をいったん窓口で支払い、あとで差額分が戻ってくるしくみです。もし、あとから戻ってくるとはいえ、高額な医療費を立て替え払いすることが負担な場合は、事前に申請して、「限度額適用認定証」を取得する方法もあります。これを事前に提示すれば、入院と外来の両方の窓口での支払いを、自己負担限度額内ですませることができます。

手続きについては、勤務先の人事担当者や健康保険組合の窓口、国民健康保険の人は自治体の保険の窓口に、問い合わせてください。

高額療養費制度の計算の例

69歳以下の世帯
年収約370万円~770万円の場合

80,100円＋（医療費－267,000円）×1%

上記が1か月の自己負担限度額。これを超えると差額分が戻る

医療費控除

1年間にかかった医療費を確定申告することで、一定額以上について、所得控除を受けることができます。これには通院のための交通費なども含まれます。詳しく知りたい際には、国税局のホームページや最寄りの税務署などに問い合わせを。

傷病手当金

4日以上連続して仕事を休んで収入を十分得られなかった場合、4日目から標準報酬日額の3分の2が、1年6か月まで支給されるものです。

相談は、勤務先の人事担当者や、加入している健康保険組合の窓口、国民健康保険の人は自治体の保険の窓口へ。

ローンの減額

住宅ローンを借りている場合、減額になる可能性があります。借りている金融機関に問い合わせを。

そのほか、住んでいる地域によっては、助成や給付などの制度が設けられていることもあります。住んでいる地域の自治体にも問い合わせをしてみましょう。

入院・手術までに準備しておきたいこと

初めての治療のための入院・手術は不安やとまどいも多いことでしょう。できるだけ治療に専念できるよう、準備は滞りなく進めたいものです。

場合によっては入院が長引くことも想定する

治療による入院日数は、治療の内容によって異なります。最近の傾向としては、入院日数はなるべく短くし、早期離床がすすめられていますす。子宮頸がんの円錐切除術（↓p78）などは1日～3日ていどの入院ですみ、日帰りも可能です。それが単純子宮全摘出術（↓p79）になると7～10日は必要になります。

また、病気の経過や治療の結果によっては、入院日数が予定より長引くこともあります。そのことも頭に入れて準備を進めていきましょう。

案内書で用意するものを確認なるべく無駄をはぶく

手術や入院の日程が決まると、一般的には入院診療計画書が提示され、そのうえで、入院案内書などが渡されます。入院案内書には、病院の設備や備品、病院で用意可能なもの、患者が用意するものなどが書かれていますから、よく読んで、必要なものを準備します。患者が用意しなければならないものの中にも、病院内の売店で購入できるものがあるので事前に確認しましょう。

また、タオルや病衣のレンタルですが、1日数百円程度で借りられる

忘れずに持っていきたい必需品リスト

保険証・限度額認定証・診察券	タオル類
印鑑	はし・スプーン・飲み物用コップ
入院手続き用の書類	下着
おくすり手帳	パジャマ（病衣）・ガウン
財布	スリッパなどの履き物
筆記用具・メモ帳	ティッシュペーパー
歯ブラシ・歯磨き粉	イヤホン
うがい用のコップ	生理用品
シャンプー・リンス・石鹸	手術のときに使用するT字帯など
くし・ヘアブラシ	その他、病院から指定されたもの

＊病院で貸し出しサービスがあるものも。そのほか用意するものは、病院によって異なる

ところもあります。体調の悪いときに洗濯する手間もなく、荷物を増やしたくないときには便利です。コストを考え、検討してみましょう。

入院前に家を離れる環境をしっかり整えておく

持ち物の準備と同時に、しばらく家を離れるための環境を整えることも大切です。

子どもがいる場合は、子どもの面倒をみてくれる人の手配はもちろん、日ごろの家事の引き継ぎ、どこに何がしまってあるかのリストづくり、ゴミの日などの伝達、ペットがいればその世話の手配、生活費の管理など、家族や周囲の人に協力を得られるようにしましょう。

仕事をしていれば、仕事の引き継ぎなども滞りなくしておきます。

なお、退院したらすぐもとの生活に戻れるわけではありませんから、そういったことも配慮しておく必要があるでしょう。

入院中、できるだけリラックスするためには

入院中はリラックスして過ごすことが治療にも好影響を与えます。とはいえ、不安はなかなか消えないことでしょう。

がん治療体験者の話では、好きな作家の本や音楽、ゲームなどを準備して気をまぎらわせたという話が多く出てきます。好きな紅茶のパックを持参したという人もいます。

入院中、不安が強く眠れず、痛みが強いときには、遠慮せずに担当医や看護師に伝えることです。話を聞いてもらったり、薬で痛みをおさえたりするだけで、ずいぶん楽になったという声も聞きます。

あると便利なものリスト

携帯電話やスマホ・タブレットなど	病院によっては会話できる場所の制限があるところも
置時計	小さなものでかまわない
小さな鏡	鏡は洗面所に行かないとないことが多い
ストロー	横になったまま飲み物を飲める
小さなバッグ・小銭入れ	院内を移動するときに便利
S字フック	ベッドの柵にかけて備品入れやゴミ入れなどに利用できる
本	入院中は余暇時間も多いので、まとめて読める
ウエットティッシュ	あれば便利
普段の基礎化粧品	みだしなみを整えると気持ちも前向きになれる
爪切り	みだしなみを整えることは入院中も大切
レジ袋やビニール袋	汚れた下着などを入れたり、荷物を仕分けしたりするのに便利

コラム

がん患者の心の支え「精神腫瘍学」

がん患者・家族の心をケアする新しい学問

精神腫瘍学（サイコオンコロジー）というのは、「精神医学（サイコロジー）」と「腫瘍学（オンコロジー）」が結びついた言葉。1980年代に確立された、まだ新しい学問です。

がんの闘病には、自分の命や治療に対する不安だけでなく、家族や仕事、経済的なことなど、さまざまな不安やストレスを伴います。これまで、がん患者の身体的苦痛をやわらげることに関しては、緩和ケアが対応してきましたが、精神的な苦痛についての対策は遅れていました。

精神腫瘍学は、そんながん患者および家族の精神面でのケアやサポートを行うことを目的として、確立されたものです。

理念の実践を担う「精神腫瘍科医」

精神腫瘍学の理念に基づき、臨床の場でそれを実践しているのが、「精神腫瘍科医」です。「日本サイコオンコロジー学会」の研修を受けて登録し、診療活動をしている医師のことで、主に全国のがん診療拠点病院に配置されています。

1990年代に入ってからは、がん診療連携拠点病院を中心に「精神腫瘍科」が創設され、徐々にその数も増えてきています。

精神腫瘍科では、精神腫瘍科医を中心に、心理の専門家がチームを組みます。そして、がん患者の気分の落ち込みや、強い不安などの心配事、ストレスに対して、サポートを行います。

ただ、増えつつあるといっても、まだまだ精神腫瘍科医の数は足りず、一般的に認知されているとは言い難い状況です。がんの治療法が進む中、今後、身体的なケアにとどまらず、精神腫瘍学の理念が周知され、広がることが望まれます。

第3章

あなたが受ける子宮がん・卵巣がんの治療法を選択する

子宮がんや卵巣がんの治療は、子宮や卵巣を摘出する手術が第一の選択肢にあげられます。しかし、妊娠・出産を希望する女性の場合は、子宮や卵巣を残すための治療法の選択も検討することになります。

がん治療の中心となる3つの治療法

治療法には、主として手術療法、放射線療法、化学療法があります。ここからは、がんの種類やステージに適した治療法と、副作用や後遺症を取り上げます。

手術には、開腹、腟式、腹腔鏡下式がある

がんの治療法の中で、もっとも多く行われているのが手術療法です。

手術療法には開腹手術、腟式手術、腹腔鏡下式手術の3つの方式があります。

開腹手術

おなかにメスを入れて20㎝ほど切開し、がんを除く方法です。目に見えるがんを確実に取り除くことができるので、根治が期待できます。子宮頸がん、子宮体がん、卵巣がんのいずれのがんでも対象になります。

腟式手術

おなかを切開せずに、腟から器具を入れてがんを取り除く方法（円錐切除術）です。病変部をレーザーの熱で焼くレーザー蒸散術や、病変部を電気メスで切除するリープ法があります。

対象となるのは、子宮頸部高度異形成や子宮頸部上皮内がんと、妊娠・出産を希望している場合のIA1期（↓p54）の子宮頸がんです。

腹腔鏡下式手術

おなかに小さく開けた穴からカメラや鉗子《かんし》（組織を挟む器具）、メスがついた腹腔鏡を入れ、モニター画面を見ながら子宮や卵巣を切除し、取り出す方法です。保険が適応となるのは、早期の子宮体がんです。

厚生労働省は、腹腔鏡下式手術を今後発展する医療、つまり先進医療に指定しています。IA2期、IB1期またはⅡA1期の子宮頸がんで、腹腔鏡下広汎子宮全摘術が適応になっています。また、ロボット支援腹腔鏡下手術も先進医療に指定されています（2017年12月現在）。

放射線療法はがん細胞を壊し増殖を抑える

放射線療法は、病変部にエックス

線・ガンマ線などの光子線や、重粒子線・陽子線などの粒子線を照射することによって、がん細胞の核にあるDNA（遺伝子）を壊し、がんの増殖を抑える治療法です。

特に、扁平上皮がんで、がんが塊をつくっているⅠ～Ⅱ期の子宮頸がんに効果があります。がんが広がるⅢ期以降は、手術による根治が難しくなるので、放射線療法と化学療法をあわせて行います。

なお、子宮頸がんでも腺がんの場合や、子宮体がん、卵巣がんの場合の治療法としては、あまり効果が期待できません。

がん治療の基本は手術だが、薬や放射線治療も組み合わせる

化学療法は多くの場合、術後の再発予防に使用

化学療法は、抗がん剤やホルモン剤、分子標的薬などの薬剤を投与する治療法です。

抗がん剤

抗がん剤は、ゆっくり細胞分裂を繰り返す正常細胞ではなく、活発に細胞分裂を繰り返して増殖するがん細胞に働いて、これを死滅させる薬です。血管を通って全身を巡るので、手術で取りこぼしたがんや、原発巣から遠く離れたところにあるがんも叩くことができます。

抗がん剤の使用目的は通常、術後に用いて再発・転移を予防することです。がんが大きい場合は、術前に抗がん剤で縮小させてから手術をすることがあります（術前化学療法）。また、がんが進行して手術ができない場合も、単独で抗がん剤治療を行うことがあります。

ホルモン剤

ホルモンがかかわる、子宮体がんの治療に使用されます。

分子標的薬

がん細胞の表面にある遺伝子やたんぱく質に作用して、がんを死滅させる薬剤です。最近は、このタイプの薬の使用も増えています。

「子宮頸がん」ステージ別治療法の選択

子宮頸がんは手術療法が中心ですが、ステージによって手術方式が異なります。
また、病期が進行するほど化学療法や放射線治療との併用が重要になります。

上皮内がん～IA１期

円錐切除術で子宮を残す

ごく初期の上皮内がん（以前の分類では０期）～IA１期（↓p54）までのがんは、血管やリンパ管が少ない上皮内にとどまり、転移はしていません。そこで、子宮頸部のみを切り取る、「円錐切除術《えんすいせつじょじゅつ》」が第一選択として行われます。

子宮頸部の表面１～２㎝の扁平円《へんぺいえん》柱上皮境界《ちゅうじょうひきょうかい》までを切除する方法で、局部麻酔をかけて行います。これは頸部がんの治療とともに、病期の診断を行うための方法にもなります。子宮の大部分を残すことができるので、術後の妊娠も可能です。

なお、がんが発生しやすい扁平円柱上皮境界は、若い女性と更年期以降の女性とでは、位置が異なります（左ページ図）。

円錐切除術にはリープ法とレーザー法がある

【リープ法】

高周波電気メス（輪状になったワイヤー）を、扁平円柱上皮境界部分に当て、高周波の電気を流して切除します。

病変が子宮頸部の浅い位置にある場合に適しています。深いところにがんがある場合は、取り残さないための技術が執刀医に求められます。

【レーザー法】

最初にコールドナイフ（メス）で病変を切除し、病期の診断をつけてからレーザーを照射。患部を蒸散（組織の水分が蒸発してかさぶたのようになりはがれる）させます。

術後の出血に注意

リープ法、レーザー法ともに施術時に出血はなく、あっても少量です。手術は外来で行うことも可能で、手術時間は15～30分程度です。

年齢とともに深くなる扁平円柱上皮境界

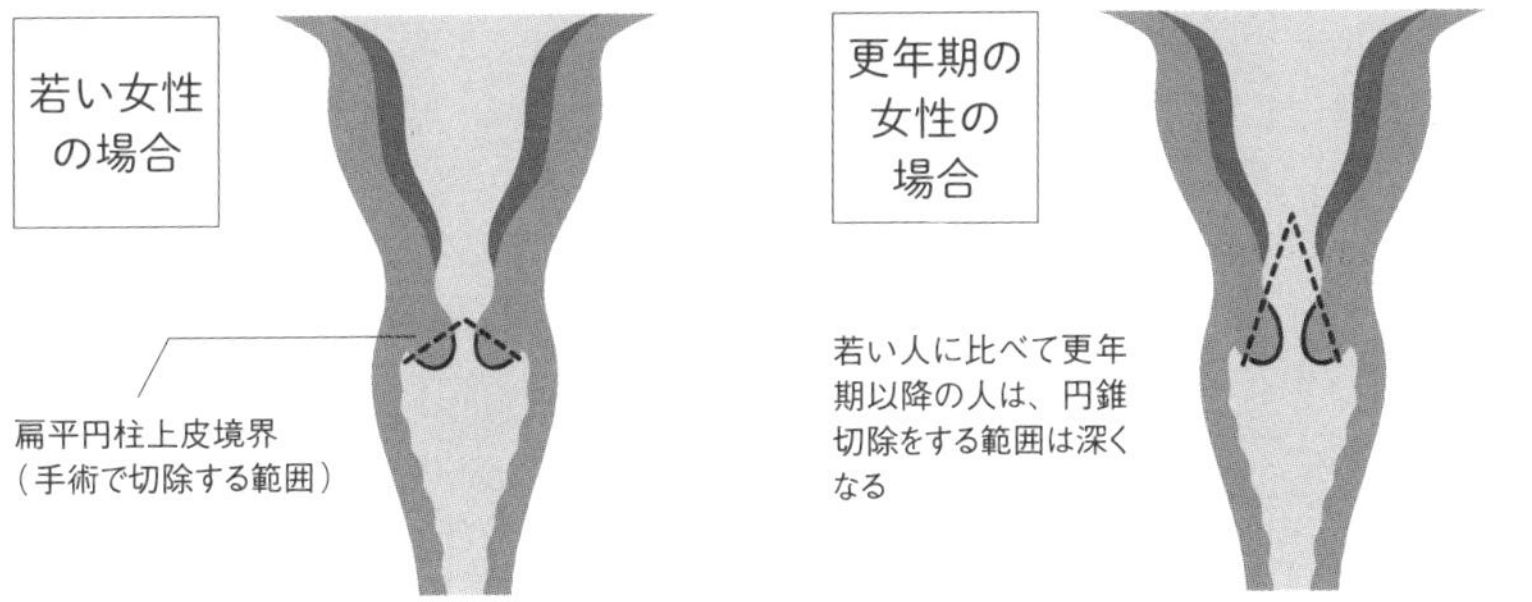

術後、かさぶた状になった組織がはがれるときの出血が、1~2か月続くことがあります。下着に少しつく程度の場合は問題ありませんが、多量の場合は受診しましょう。

術後、子宮摘出の可能性も

IA1期で円錐切除術を行ったケースでも、病理組織検査により完全にがんが取り切れていないと判明したときは、追加手術により「単純子宮全摘出術（子宮だけを摘出する）」を行います。

IA2期

準広汎子宮全摘出術

IA2期（→p54）になると、治療方法は大きく変わります。がんがリンパ管を経由して子宮から全身に広がっている恐れがあるので、子宮に加え、その周辺の組織や骨盤リンパ節の郭清《かくせい》も行います。これを「準広《じゅんこう》汎子宮全摘出術《はんしきゅうぜんてきしゅつじゅつ》」といいます。リンパ節の郭清は転移の有無をチェックし、再発を予防するためのものです。

IB期

広汎子宮全摘出術

がんの浸潤が基底膜より5㎜をこえているものの、子宮頸部にとどまっているIB期（→p54）では、「広汎子宮全摘出術」を行います。これは、子宮とその周辺の組織のほか、骨盤リンパ節、卵巣・卵管の両側付属器を切除するものです。

再発リスクが高いときには、さら

に術後、放射線療法を行い、再発を防止します。

子宮頸部をこえて側方にがんが浸潤している場合や、骨盤リンパ節に転移があるときは、骨盤内に再発しやすい傾向にあるので、それをたたくのが放射線療法です（下囲み）。

なお、がんの大きさが4㎝をこえるIB2期の場合は、再発防止のため、放射線療法と化学療法を同時に行う「同時化学放射線療法」の選択も考えに入れます。

ⅡA期

手術か放射線療法を選択

がんが腟壁にまで広がっているⅡA期（→p54）は、手術と放射線治療が基本です。手術はIB期と同じように広汎子宮全摘術で、子宮やその周辺の組織のほか、骨盤リンパ節、卵巣・卵管の両側付属器も切除します。さらに術後、再発リスクが高いときは放射線治療を行って再発を防止します。

なお、がんの大きさが4㎝をこえるⅡA2期では、同時化学放射線療法を選択する場合もあります。

ⅡB期

再発予防に化学療法を追加

子宮を支えるじん帯にまでがんが広がっている（骨盤壁までは広がっていない）ⅡB期（→p54）には、広汎子宮全摘出術と術後治療もしくは、同時化学放射線療法が選択されます。

放射線治療には外照射と内照射（腔内照射）がある

【外照射】

体の外からエックス線を照射する方法です。リニアックという装置の台上にあお向けになり、治療を受けます（→p82図）。

放射線量は1回約2グレイ、これを約25回、計約50グレイを照射します。1回の照射時間は10分程度で、痛みなどはありません。

【内照射（腔内照射）】

病巣により近い、体の内部からガンマ線を照射する方法で

III期

基本は同時化学放射線療法

腟壁の下3分の1までがんが広がるIIIA期や、骨盤壁までがんが広がるIIIB期になると、がんがあちこちに散らばり簡単には取りきれないので、手術はせず、化学療法と放射線療法を同時に行う同時化学放射線療法が治療の基本になります。

III期では、がんはまだ骨盤内にとどまっていると考えられるものの、遠くの臓器に転移する可能性があり

す。ラルスという装置を使い、放射線を出す特殊な器具を腟や子宮に挿入して治療します。

1回約6グレイを3～4回、照射します。1回の照射時間は10分程度ですが、その準備に2時間近くかかります。

子宮頸がんの子宮全摘出手術の範囲

上皮内がん～IA1期　**単純子宮全摘出術**

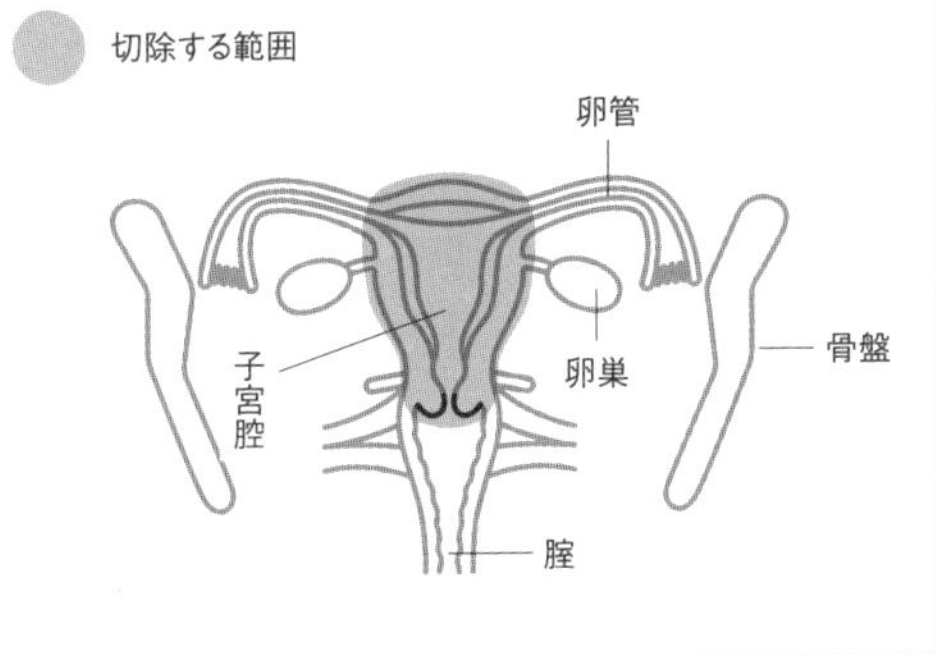

IA1期～IA2期　**準広汎子宮全摘出術**

＋骨盤リンパ節郭清

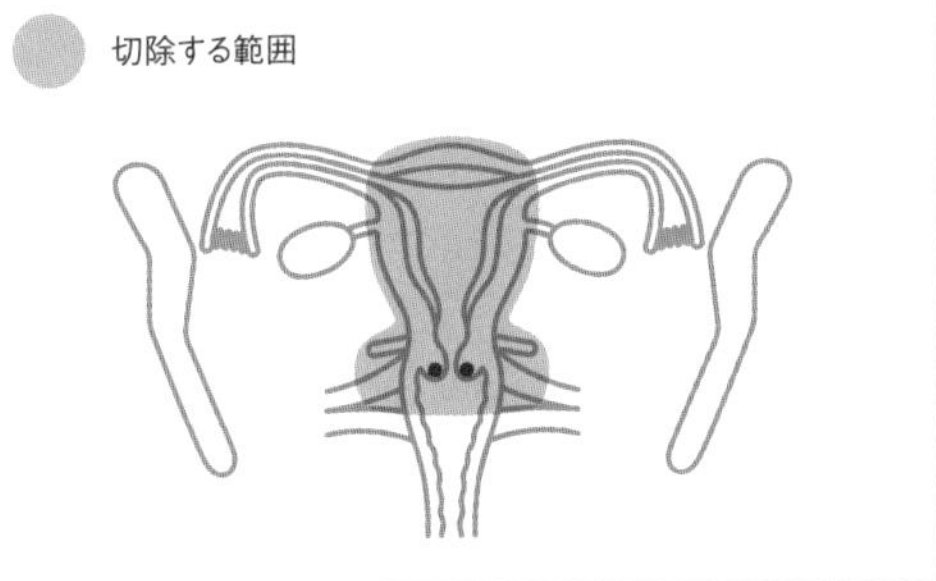

IB期～II期　**広汎子宮全摘出術**

＋骨盤リンパ節郭清　＋（状況に応じて）両側付属器摘出

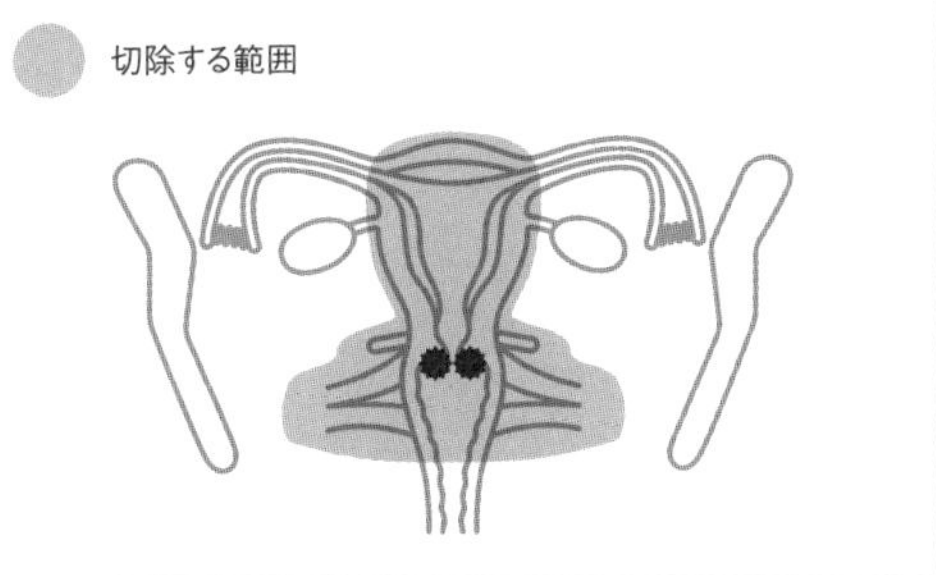

ます（遠隔転移）。

Ⅳ期

同時化学放射線療法もしくは全身化学療法

子宮に隣接する膀胱、大腸などの臓器にも転移しているⅣA期では、同時化学放射線療法が治療の基本になります。

子宮から遠く離れた肺や肝臓、横隔膜などに遠隔転移したⅣB期では全身化学療法を行います。

放射線治療

外照射

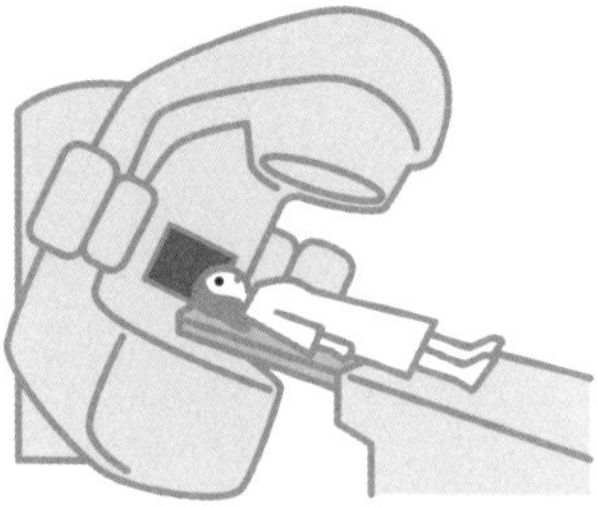

リニアックという装置の台に寝て、エックス線を照射。1日1回、週5日、計25〜30回（5〜6週間）行う

内照射（腟内照射）

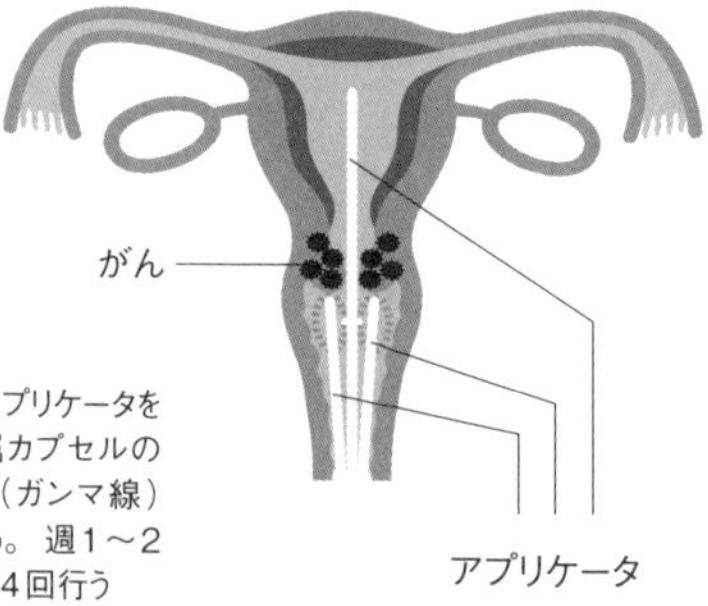

腟や子宮にアプリケータを挿入して金属カプセルの密封小線源（ガンマ線）から照射する。週1〜2回、合計3〜4回行う

子宮頸がん治療用の抗がん剤

現在、子宮頸がんに用いられる抗がん剤としては、次のようなものがあげられます。単剤（単独）または多剤併用により使用されます。

【プラチナ（白金）製剤】

抗がん剤治療では現在、中心的な役割を果たしている薬です。がんの遺伝子に作用して、がん細胞を死滅させます。シスプラチン、カルボプラチンなどが使われます。

【タキサン系製剤】

細胞分裂に関係する組織に働きかけて、がん細胞の増殖を食

子宮頸がんのステージ別標準的な治療法

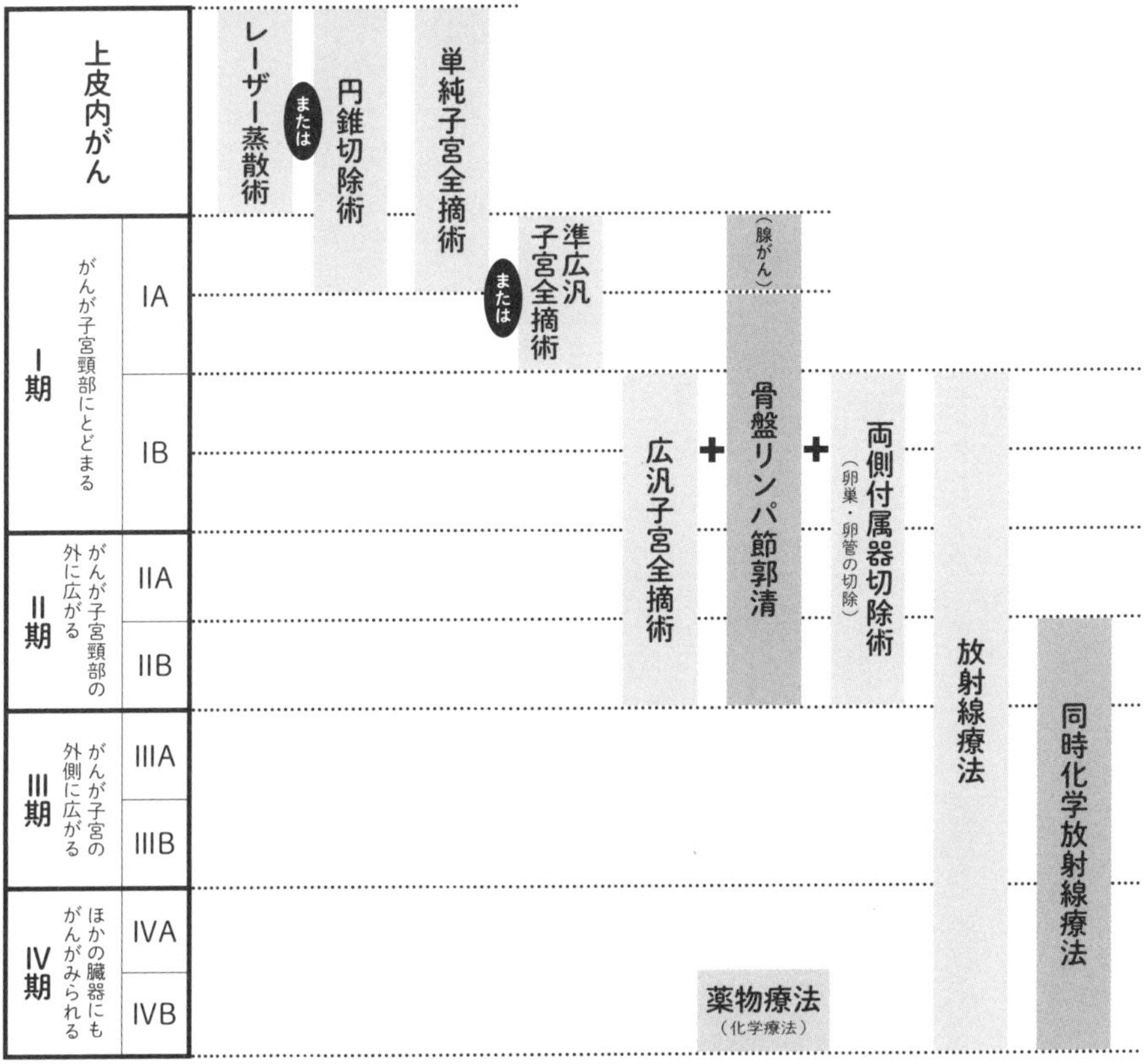

（資料：日本婦人科腫瘍学会編「子宮頸癌ガイドライン 2015年版」）

い止めます。パクリタキセル、ドセタキセルなどが代表です。

【抗生物質】

がん細胞遺伝子に作用して、細胞の機能や増殖を阻止し、がんをたたきます。ブレオマイシンなどが使用されます。

【トポイソメラーゼ阻害薬】

細胞核にある酵素のトポイソメラーゼの働きを阻害して、がん細胞の分裂を防ぎます。イリノカテン、エトポシドなどがあります。

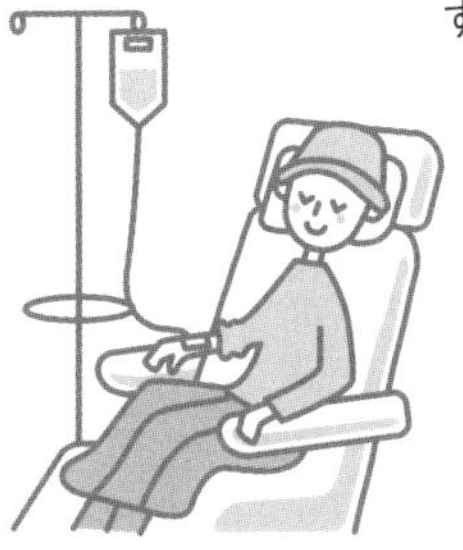

「子宮体がん」ステージ別治療法の選択

子宮を温存することができるホルモン治療が可能なのは、ごく初期に限られます。子宮体がんはすべてのステージで、子宮の摘出が標準治療になります。

子宮内膜異型増殖症は単純子宮全摘出術で完治

子宮内膜異型増殖症は、子宮体部を覆う子宮内膜が過剰に増殖し、分厚くなった内膜に異型細胞がみられる病気です。

子宮体がんの前がん状態と考えられ、治療をしないで放っておくと、20%は子宮体がんに移行するといわれます。

子宮や卵巣の機能が低下する閉経前後にみられることが多いこともあり、子宮内膜異型増殖症と診断された場合、治療の基本は単純子宮全摘出術になります。

子宮を摘出すれば完治し、再発を防ぐことができます。

若い女性で、ごく初期ならホルモン療法で経過をみる

子宮体がんのごく初期で、年齢が40歳以下で妊娠を望む場合や、子宮内膜異型増殖症、あるいは悪性度が低い類内膜腺がんと診断された場合は、手術をせずにホルモン療法で経過を観察することがあります。

合成黄体ホルモン剤を内服しながら、半年から1年ほど、内膜の増殖の様子をチェックします。

この時点で病変が消えなかったり、消えても再発したりするときは、温存治療を断念して単純子宮全摘出術を行います。

進行期は手術後の病理所見で決定される

子宮体がんの進行期は、手術で摘出した子宮や卵巣、リンパ節の病理組織検査で決定されます。手術前には診察や子宮内膜の生検、画像診断などから進行期を推定し、それに応じて過不足のない手術範囲を決定します。

子宮体がんは、頸がんに比べて卵管や卵巣に転移しやすいため、どのステージでも、治療の基本は子宮と両側の卵巣、卵管を摘出します。

IA期

単純子宮全摘出術、または リンパ節の生検・郭清

MRIの検査で、がんが子宮体部にとどまり、筋層への浸潤が2分の1未満の深さまでのときには、IA期（→p56）を疑います。このときの子宮摘出の方法は、単純子宮全摘出術を選択します。

IA期ではリンパ節の転移率が低いので、リンパ節の生検にとどめることもあります。

手術中、生検したリンパ節に転移がみられたときは、骨盤と傍大動脈リンパ節の郭清に変更します。摘出した標本でIA期と診断された場合は、術後の化学療法などの追加治療は必要がありません。

IB期

リンパ節の転移率が高いため リンパ節郭清を行う

がんの子宮筋層への浸潤が2分の1以上のIB期の場合も、治療の基本はIA期と同じですが、IB期ではリンパ節への転移率が高くなるので、骨盤リンパ節郭清を行います。また、リンパ節に転移があれば、傍大動脈リンパ節の郭清を行います。

Ⅱ期

準広汎子宮全摘出術または 広汎子宮全摘出術を

がんが子宮頸管部の間質にまで広がっているⅡ期は、準広汎子宮全摘出術または広汎子宮全摘出術を行います。どちらを選択するかは、子宮頸管間質浸潤の程度（範囲や深さ）によります。

広汎子宮全摘出術は、子宮を支えるじん帯組織、腟壁、骨盤内のリンパ節など、広い範囲を切除する方法です。リンパ節郭清の方針はIB期と同じです。

Ⅲ期

再発の危険性が高いときは 術後に化学療法も追加

がんが、卵巣に転移していればⅢA期、腟や子宮周辺の組織に浸潤していればⅢB期、子宮周辺の骨盤リンパ節に転移していればⅢC1期、傍大動脈リンパ節に転移していればⅢC2期と診断されます。

手術前にⅢ期と診断できるのは、腟に転移がみられるⅢB期ぐらいで、そのほかは摘出した標本をもとに診断されます。

手術前はⅠA期相当と診断されても、摘出した卵巣に転移があればⅢA期、リンパ節転移が骨盤領域のみであればⅢC1期、傍大動脈リンパ節に転移があればⅢC2期となります。

ⅢA期やⅢC期と診断された場合には、再発の危険性が高いため、術後に化学療法も追加します。

術後化学療法

投与薬剤として、シスプラチンとアドリアマイシンの2剤併用が第一選択となります。

この組み合わせは入院が必要なため、外来治療が可能な、カルボプラチンとパクリタキセルの組み合わせも広く使われています。

Ⅳ期

化学療法の経過から治療法を探る

がんが他の臓器に転移し、膀胱や大腸への浸潤がみられる場合がⅣA期、肝臓や肺へ遠隔転移している場合がⅣB期です。

Ⅳ期では最初に化学療法を行い、その結果を踏まえて、QOL（生活の質）の向上を考えながら手術療法、化学療法、ホルモン療法、放射線治療などによる治療を進めます。

化学療法

Ⅳ期の場合、全身状態（血圧・呼吸・顔色などから知る健康状態や日常生活）がよいときには、化学療法を行います。全身状態が悪いときは、抵抗力が低下し、抗がん剤投与でさらに感染しやすくなるので、治療を見合わせます。

ホルモン療法

高分化型類内膜腺がんのうち、黄体ホルモンの感受性が強い（がんに黄体ホルモン受容体があり、よく反応する）場合には、黄体ホルモン剤の内服が期待できます。

放射線療法

Ⅳ期では、放射線の標準的な治療法が確立しているわけではありません。高齢や合併症のために手術ができない場合や、患者さんの希望で手術をしない場合などでは、性器出血を止める目的で放射線療法を行うことがあります。

治療は外照射が中心で、骨盤全体に放射線を当てます。一般には1日

1回、約2グレイを週5日、5週間のスケジュールで行い、総量は約50グレイになります。

緩和的放射線療法

根治を目指すのではなく、痛みの緩和などを目的とした治療の場合には、30～40グレイの低い線量を照射します。これを「緩和的放射線療法」といいます。

この治療法は、脳に遠隔転移した場合（全脳照射）や、骨などの限られた場所に転移がみられる場合に行われます。

姑息的子宮全摘

肺や肝臓の転移に対しては抗がん剤治療が選択されますが、性器出血が煩わしくQOLを損ねることがあるため、抗がん剤治療の合間をぬって子宮を摘出することがあります。

子宮体がんのステージと手術範囲

IA期～III期　単純子宮全摘出術

両側付属器切除術、（状況に応じて）骨盤～傍大動脈リンパ節郭清を含む

切除する範囲　両側付属器の切除は必ず行う

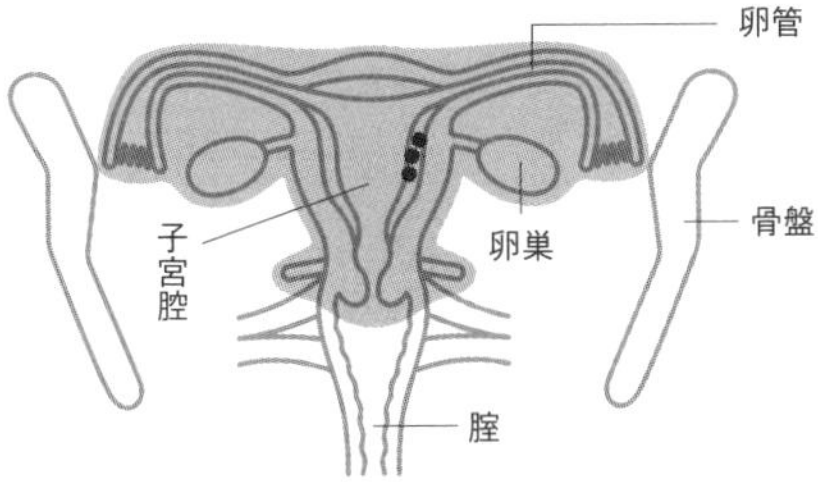

IA期～III期　準広汎子宮全摘出術

両側付属器切除術、骨盤～傍大動脈リンパ節郭清を含む

切除する範囲

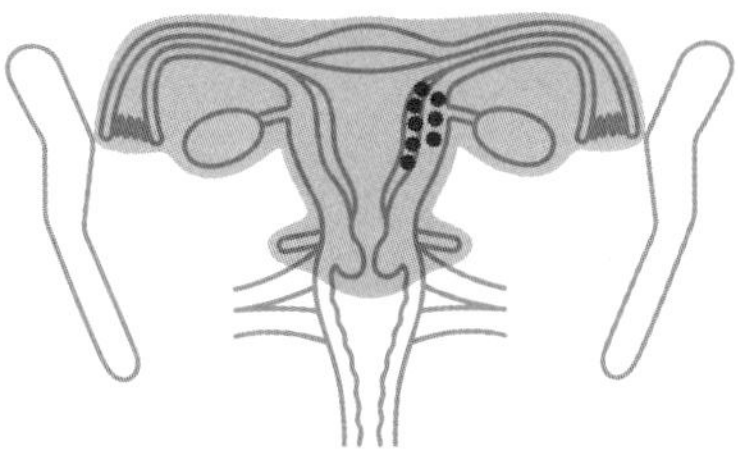

II期　広汎子宮全摘出術

両側付属器切除術、骨盤～傍大動脈リンパ節郭清を含む

切除する範囲

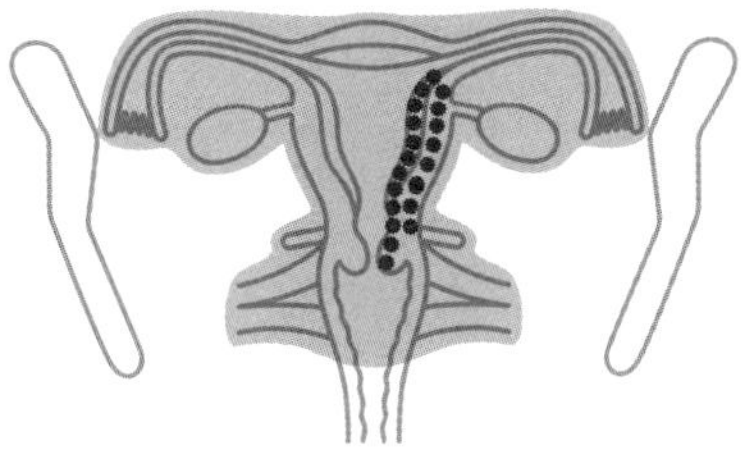

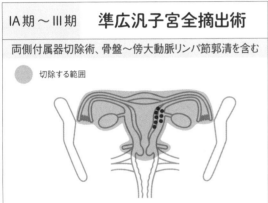

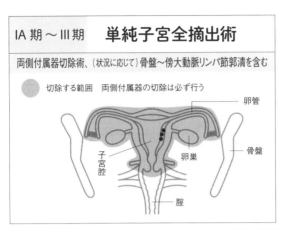

子宮体がんのステージ別標準的な治療法

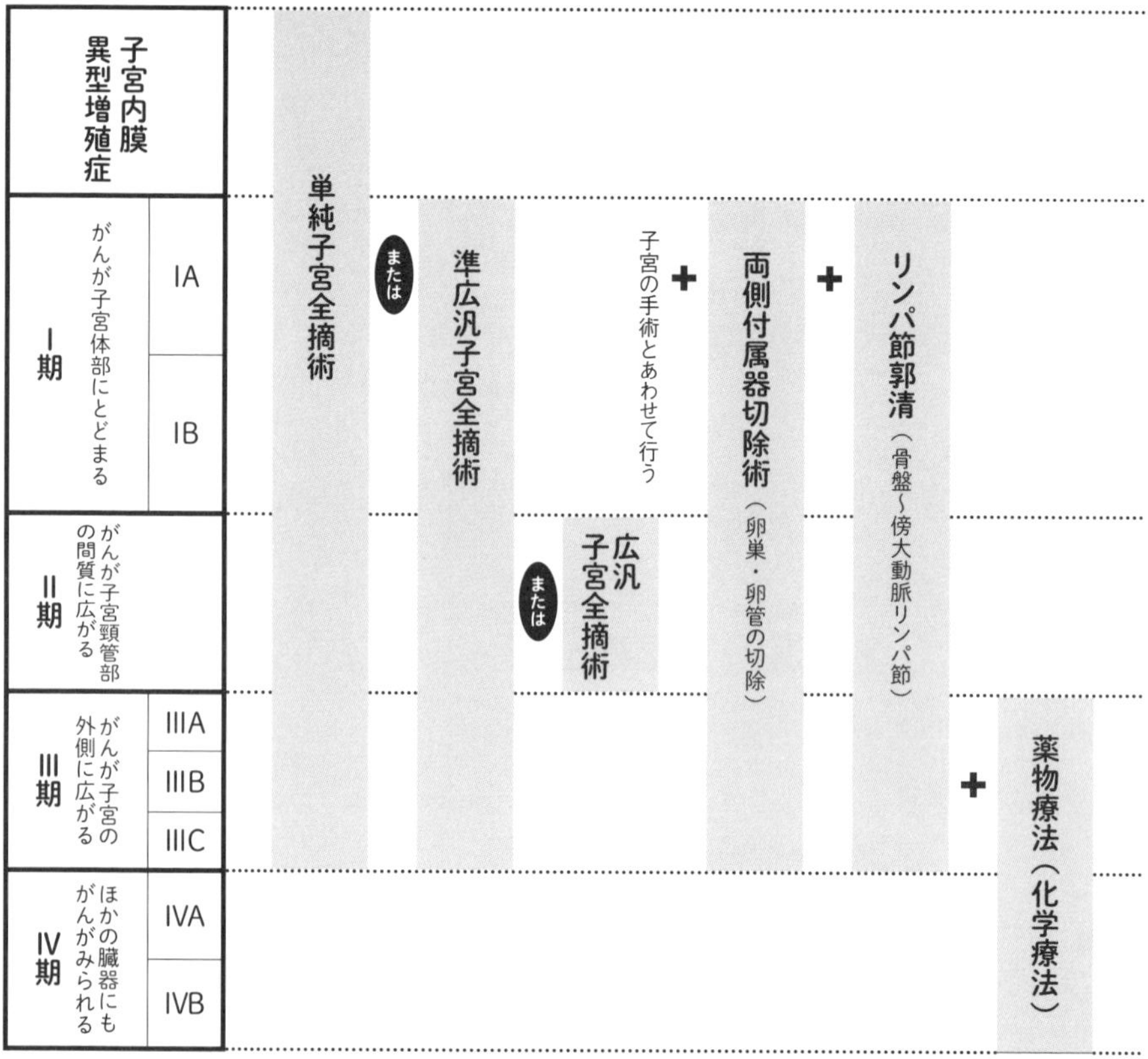

（資料：日本婦人科腫瘍学会編「子宮体がん治療ガイドライン 2013年版」）

子宮肉腫と子宮体がん肉腫

「子宮肉腫」は、子宮の筋肉の層から発生した悪性腫瘍です。比較的まれな腫瘍ですが、良性の腫瘍である子宮筋腫との区別が難しく、多くは手術後に診断がつきます。平滑筋肉腫と低悪性度内膜間質肉腫が代表的です。また、子宮体がんは子宮内膜から発生するがんですが、がんの成分に肉腫成分が混在していることがあります。これを「子宮体がん肉腫」といいます。がんと肉腫の性質をもつので悪性度は極めて高くなります。

いずれの肉腫も発生頻度は低いのですが、悪性なので再発・

子宮頸がん・体がんの術後の再発リスク

子宮頸がんの場合	子宮体がんの場合
・子宮頸部のがんが大きい ・がんが子宮頸部に深く浸潤している ・がんが血管やリンパ管に浸潤している ・がんが子宮頸部の周囲の組織に浸潤している（子宮傍結合組織浸潤） ・がんが骨盤リンパ節に転移している ・切除した腟の断面に浸潤がんがみられる	・類内膜腺がんで、筋層への浸潤が2分の1をこえている ・子宮付属器（卵巣・卵管）や漿膜・基じん帯への進展がある ・がんが腟壁に浸潤している ・がんが骨盤や大動脈周囲のリンパ節へ転移している ・がんが腹膜や直腸に浸潤している ・遠隔転移がみられる

術後補助療法
（子宮頸がんの場合）

手術後の病理組織検査で、上記のようなリスクがある場合、「術後補助療法」を行うことがあります。術後補助療法とは、再発を予防するために放射線治療や同時化学療法を行うことをいいます。術後、全身が回復してから行います。その一例を紹介します。

〈骨盤リンパ節転移がない場合〉　骨盤リンパ節転移がなくても、再発のリスクが1つでもあれば術後補助療法として、放射線治療の外部照射を行います。

〈骨盤リンパ節転移がある場合〉　ほかの臓器にも転移している可能性があり、放射線治療と同時に抗がん剤治療を行います（同時化学放射線療法）。

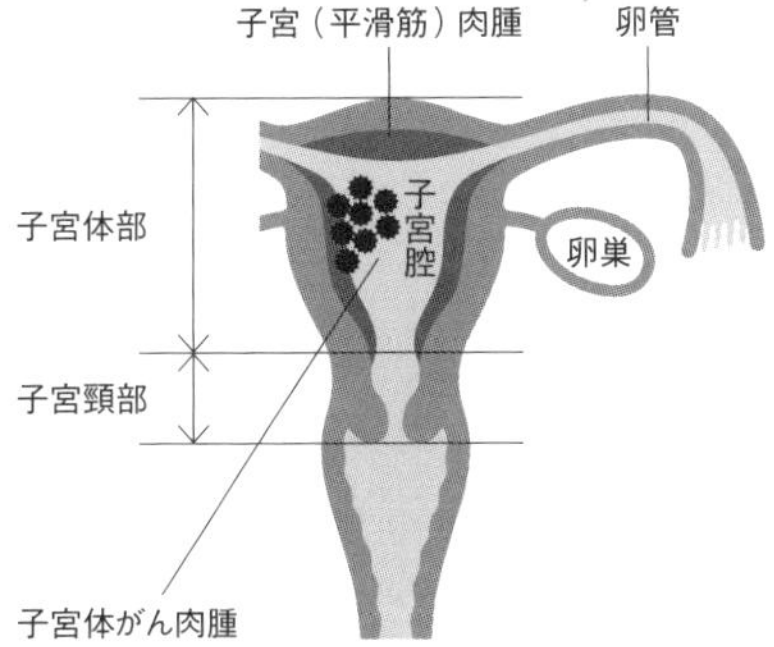

転移する可能性があります。低悪性度内膜間質肉腫は、5年以降にも再発（晩期再発といいます）する傾向があります。子宮肉腫の標準治療は、開腹手術による単純子宮全摘出術と卵巣・卵管の両側付属器の切除です。子宮体がん肉腫は、子宮体がんに準じて治療を進めるので、リンパ節郭清も行います。

妊娠・出産を望むときの子宮がん治療

初期であれば、子宮頸がんは円錐切除術で、子宮体がんはホルモン療法や子宮内膜掻把《そうは》などで、子宮機能を温存することができます。

妊娠・出産を希望するなら子宮の温存も検討する

子宮頸がんだけでなく、かつては更年期からのがんといわれた子宮体がんも、若い人に急増してきました。そのため、がんの根治は期待できるものの、妊娠・出産の可能性が失われる子宮切除術と、将来にその望みをつなぐ子宮温存術との間で、悩み苦しむ人が多くみられます。

がんの種類やステージによっては、あなたの命を第一に考えざるを得ないケースも出てきます。

しかし、医療や技術の進歩とともに、子宮を温存する方法や、子宮がんとともに妊娠・出産までを管理する方法もまた、急速に進歩しています。一人で悩まず、医師に遠慮なく希望を伝えましょう。

初期の子宮頸がんは円錐切除術で子宮を温存

子宮頸がんのステージが上皮内がんからIA1期までなら、標準治療は円錐切除術です。

子宮頸部のがん化しやすい扁平円柱上皮境界までを円錐状に電気メスやレーザーで切除するだけなので（→p78）、子宮はそのまま温存され、妊娠、出産ともに可能です。

また、IA2期からIB1期までなら、子宮の全摘出が治療の基本ではあるものの、子宮全体ではなく、子宮頸部と膣の一部のみを切り取る広汎子宮頸部摘出術により、子宮の体部を残すことができるようになりました。

広汎子宮頸部摘出術

左ページの図で示したように、子宮頸部、子宮頸部周辺のじん帯、膣の一部を切除して、子宮体部と膣を縫い合わせる子宮温存術です。胎児の寝床となる子宮体部が残るので、妊娠・出産することができます。

ただし、早産しやすいので、妊娠5か月ころになったら入院し、帝王切開で出産することになります。がん再発のリスクが残るので、検診など術後の管理の徹底も必須です。

妊娠中にがんが発見されることも

なかには妊娠中に子宮がんがみつかるケースがあります。

細胞診や組織検査でIA期のがんが疑われるときは、診断確定のために子宮頸部円錐切除術が推奨されます。もし、がんが進行していた場合は、母体を優先して、妊娠の継続をあきらめなければならないことも。医師とよく相談してください。

ごく初期の子宮体がんならホルモン療法で子宮を温存

子宮体がんでは、どのステージでも子宮と卵巣の摘出が治療の基本になります。

しかし、子宮内膜異型増殖症やごく初期の類内膜腺がんであれば、子宮内膜の掻把と黄体ホルモンの投与による治療により、子宮の温存は可能です。

治療開始から半年～1年は様子をみて、がんが消失しない場合は、子宮の摘出手術に切り替えます。残念ながら妊娠は望めません。

広汎子宮頸部摘出術

子宮内膜がある子宮体部は温存し、子宮頸部と腟の一部、さらに頸部周囲のじん帯を切除します。最終的に子宮体部と腟を縫い合わせます。

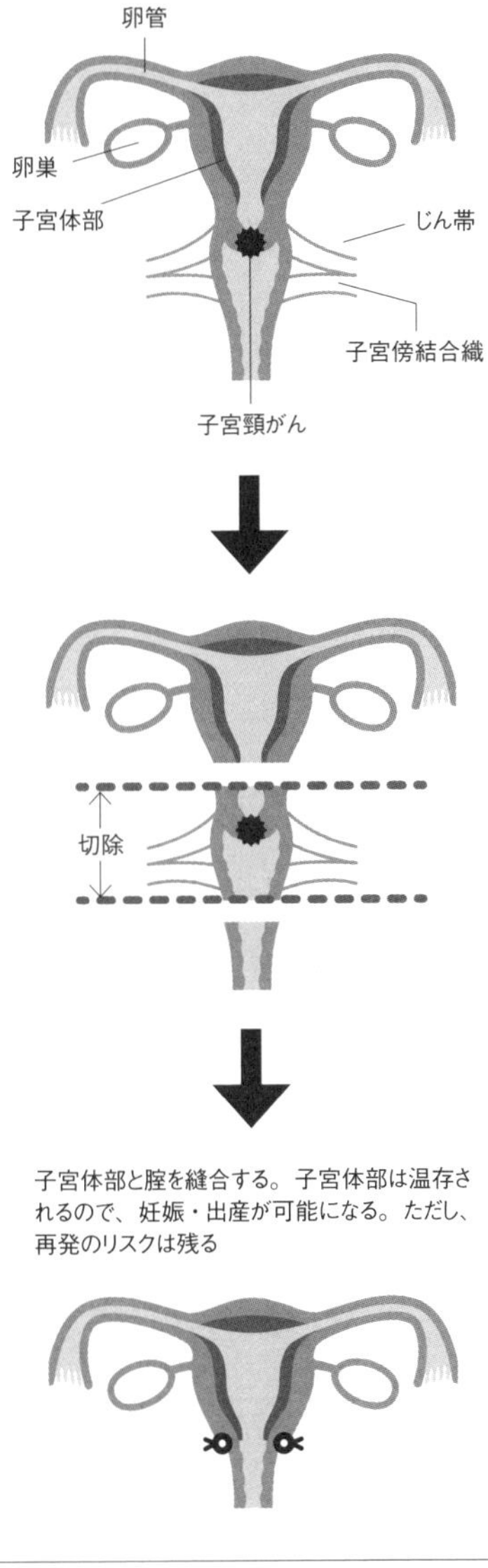

子宮体部と腟を縫合する。子宮体部は温存されるので、妊娠・出産が可能になる。ただし、再発のリスクは残る

「卵巣がん」ステージ別治療法の選択

卵巣がんと診断されたら、治療方針の決定より先に手術を行います。そのうえで組織型や進行状態、薬剤への反応に合った抗がん剤の使用など、治療方針を決めます。

卵巣がんの治療方針は手術後に決める

一般に、治療するためには、最初に詳しく病気の診断をつけることが肝心です。しかし、この常識は卵巣がんには当てはまりません。

卵巣は骨盤の奥深くにあるため、簡単に組織を採取して調べることができないからです。

最初の手術では卵巣だけでなく子宮も切除することもある

手術は開腹手術です。卵巣は左右にありますが、腫瘍のある側の卵巣と卵管を切除し、手術中に、取り出したがんの病理組織検査を行います。その結果、腫瘍が良性の場合は、それで手術は終了します。

しかし、境界悪性（悪性度の低い卵巣がん）、または悪性と診断された場合は、反対側の卵巣と卵管を切除する、両側付属器切除に切りかえます。さらに子宮全摘出術、おなかの臓器を覆っている脂肪組織である大網《だいもう》切除術を行います。

境界悪性の場合はそこで手術は完了しますが、悪性と診断された場合は転移を予防するために、転移しやすい骨盤から傍《ぼう》大動脈リンパ節にかけての郭清《かくせい》を行います。

ただし、腫瘍が良性か悪性か境界悪性か、術中の病理組織検査では正しく診断できないことがあるので、妊娠・出産を希望する場合は、片側の付属器のみを切除して閉腹します。悪性の可能性があるときは、大網生検も行います。

がんが広がっているときは腫瘍減量術を行う

がんがおなかの広い範囲に広がっているときは、まず、できるだけ腫瘍の量を減らす腫瘍減量術を行います。腫瘍が小さければ小さいほど、化学療法（抗がん剤）の効果が上がり、治療の見込み（予後）がよいといわれます。

診断をつけるための初回手術

片側付属器切除法

切除する範囲

付属器というのは、左右の卵巣と卵管のこと。子宮や卵巣のがんでは、卵巣だけでなく、卵管まで切除する

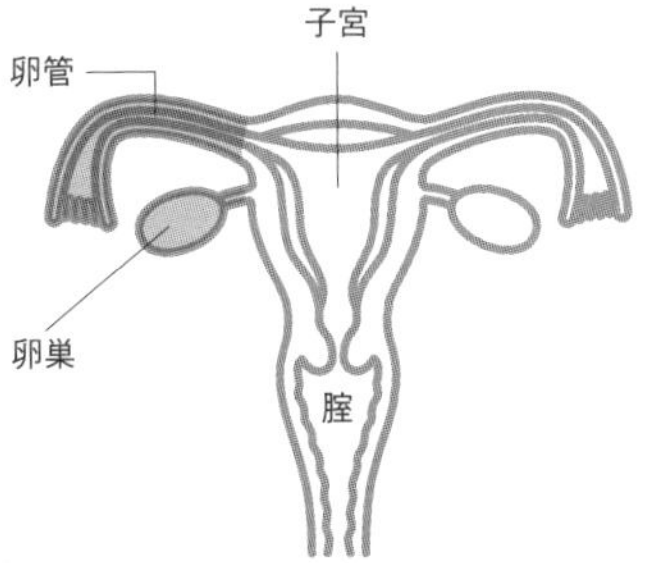

単純子宮全摘出術 ＋両側付属器摘出

切除する範囲

卵巣がんなので、子宮だけでなく、卵巣・卵管も摘出する

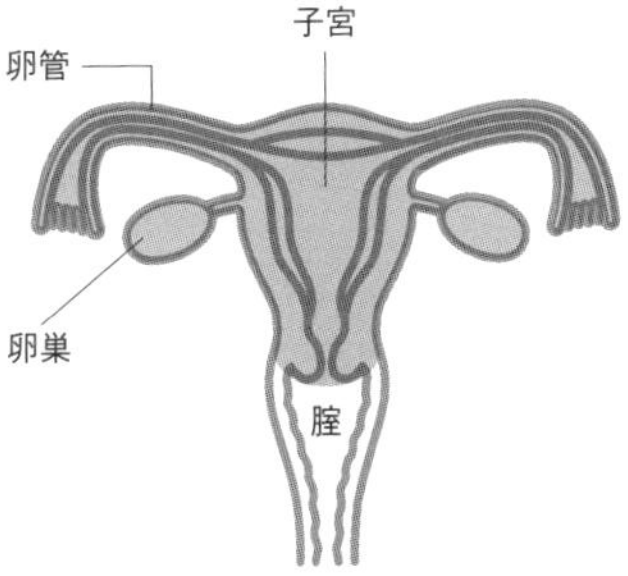

骨盤～傍大動脈リンパ節郭清

骨盤内にあるリンパ節の郭清を行うと同時に、骨盤の上にある腹部大動脈、下大静脈周囲のリンパ節を郭清する

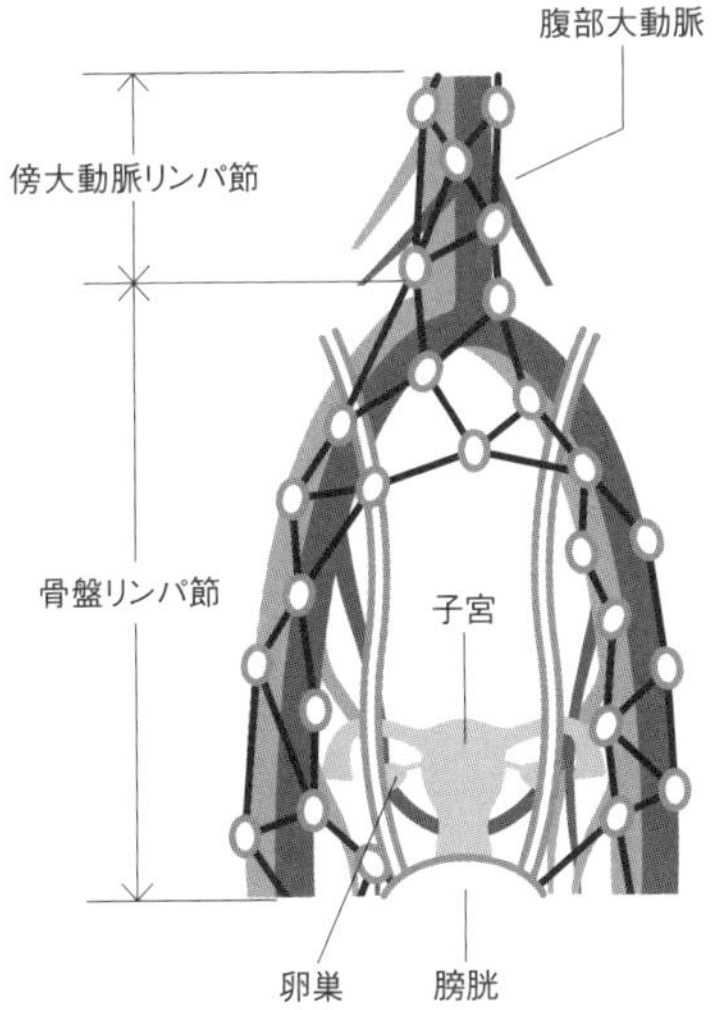

大網切除術

大網とは胃の底からぶら下がるように広がっている脂肪の膜のこと。卵巣がんの場合は、ここに移転しやすいため切除する

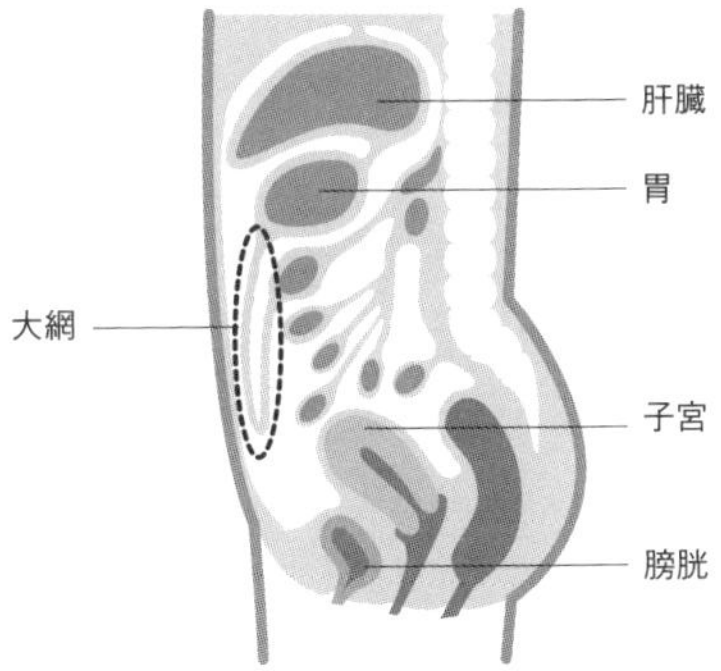

ⅠA期、ⅠB期、ⅠC期

初回手術だけで治療は完了

子宮頸がん・体がんと同様に、4つの進行期に分けられます。

Ⅰ期は、がんが卵巣・卵管にとどまっている段階です。被膜表面（卵巣の膜）への浸潤もありません。

がんが片側の卵巣または卵管に限局しているⅠA期、両側に限局しているⅠB期、両側または片側に限局しているが被膜表面などにがんがみられるⅠC期は、初回手術（子宮全摘出術・両側付属器切除術・大網切除術）で治療は終わりです。

手術後、化学療法を行っても行わなくても、予後に差はないといわれています。

Ⅱ期、Ⅲ期

骨盤内腫瘍を切除後、化学療法を行う

がんが骨盤内に広がっている状態がⅡ期です。子宮や原発巣以外の卵巣・卵管にまで広がっているものをⅡA期、直腸や膀胱の腹膜にもみられるものをⅡB期といいます。

一方、がんが周辺のリンパ節や骨盤外の腹膜にまで転移しているのがⅢ期です。

そのうち、後腹膜リンパ節に転移しているとⅢA1期、微細ながんが腹腔内に転移しているとⅢA2期、大きさが2㎝以下のがんが腹腔内に転移している場合がⅢB期、2㎝をこえるがんが腹腔内に転移している場合がⅢC期です。

いずれも、初回の手術中に病理組織診断がつけば、Ⅱ期では骨盤内に広がった腫瘍を、Ⅲ期ではがんが広がった腹膜や直腸、S状結腸などを除去する手術を行います。

手術後は化学療法（抗がん剤）により治療します。卵巣がんの多くは、他のがんに比べて化学療法がよく効きます。

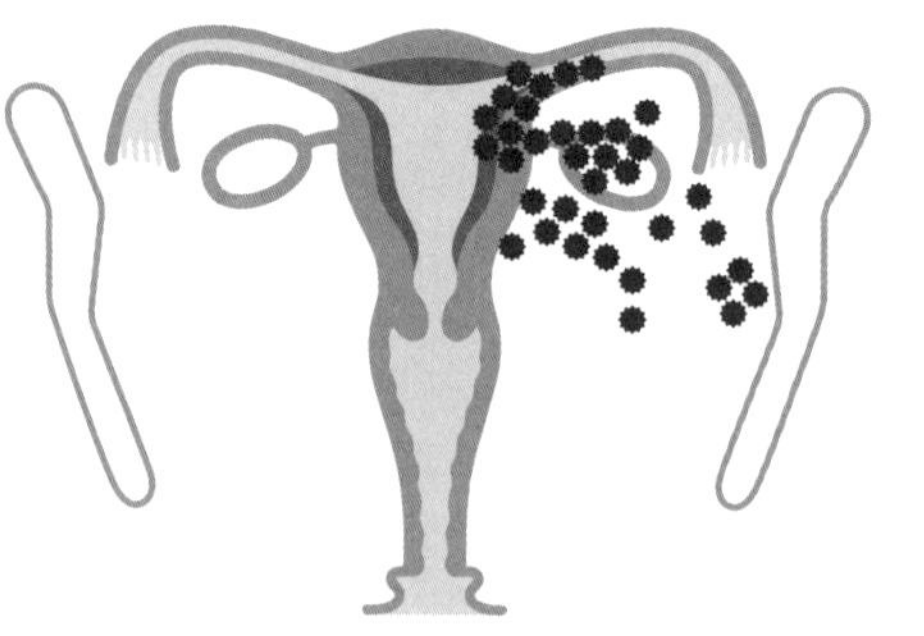

卵巣がんの半数以上は、
がんが骨盤内に広がった状態（Ⅱ期以降）で発見される

卵巣がんの転移のしかた

がんの転移には、血行性転移、リンパ行性転移、播種性転移、浸潤の4つのタイプがあります。卵巣がんの場合は、血液の流れに乗って遠隔臓器にがんが広がる血行性転移はみられません。

リンパ行性転移

がんがリンパ管に入り込み、リンパ液の流れに乗って大網・骨盤・傍大動脈リンパ節などに転移する

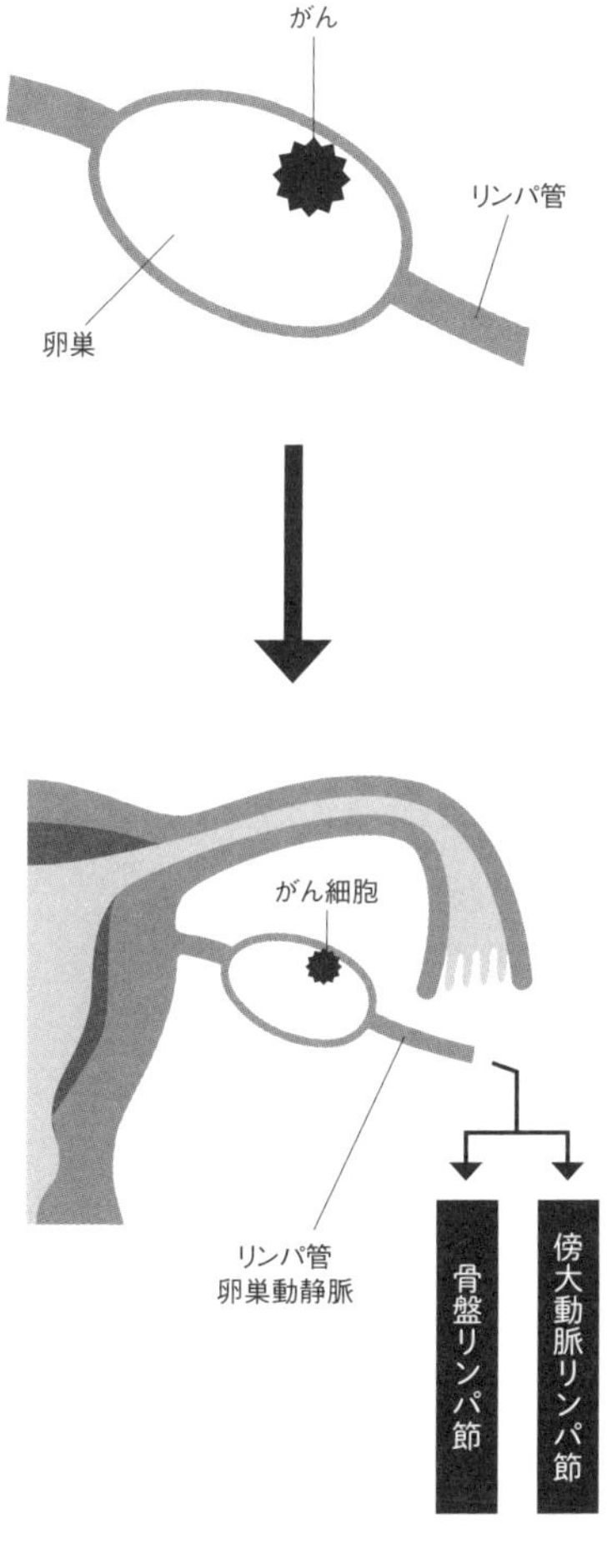

播種《はしゅ》性転移

がんが増殖して卵巣の表面から顔を出し、腹腔内にパラパラと種をまくように散らばって転移していく

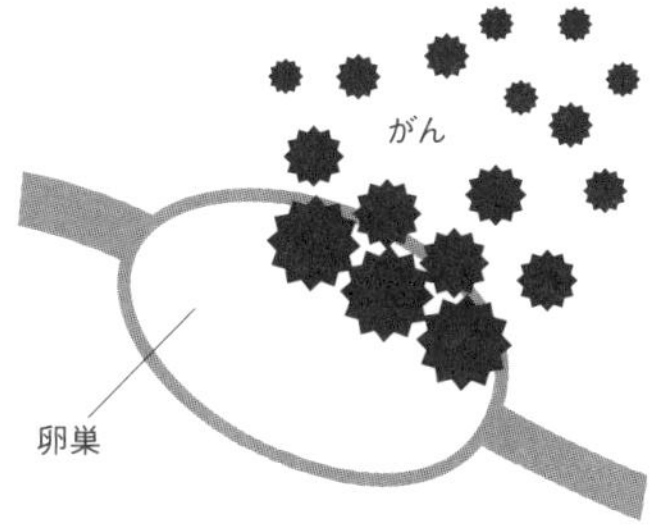

浸潤《しんじゅん》

卵巣の表面に顔を出したがんが、となり合う子宮やその付属器官である卵管や骨盤腹膜などに、しみこむように転移して広がっていく

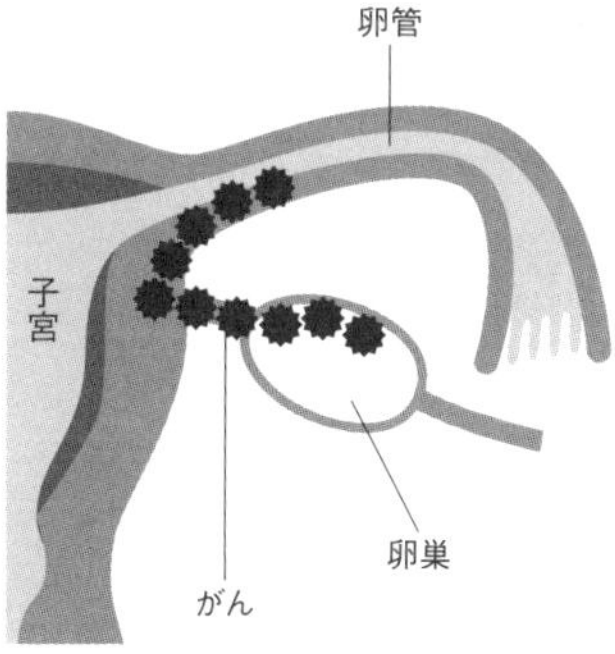

Ⅳ期

術前化学療法でよい結果を生む

Ⅳ期になると遠隔転移がみられます。胸水中に転移があるとⅣA期、肝臓や脾臓、鼠径《そけい》リンパ節などに転移があるとⅣB期になり、治療方法もⅢ期までとは大きく変わります。

Ⅳ期では、それまでの、手術で腫瘍を減量してから抗がん剤を使うという方法は適応できません。最初に化学療法を行い、その結果をみて、その後の治療方針を導き出す方法をとります。

特に、抗がん剤がよく効く患者さんの場合は、最初に抗がん剤でがんを縮小させ、胸水を減らしてから手術をすると安全に行えます。

これを術前化学療法、もしくはネオアジュヴァント療法といいます。

卵巣がんの標準治療の「TC療法」で根治を探る

卵巣がんは人によってがんの組織型が違い、抗がん剤の効果も異なります。標準治療の抗がん剤を試しながら、腫瘍の縮小や健康状態を観察し、その人のがんのタイプに適した抗がん剤を探していきます。

現在、卵巣がんにおける抗がん剤の標準治療は「TC療法」です。パクリタキセルとカルボプラチンの2種類の抗がん剤を、3週ごとに点滴で静脈注射します。抗がん剤でがんが縮小したら、がんを切除して根治の可能性を探っていきます。

なお、卵巣がんはがんが散らばっていることが多いので、放射線療法は適していません。ただし、脳などに転移した場合には、緩和ケアとして放射線を用いることがあります。

パクリタキセル ＋ カルボプラチンを併用する場合の例

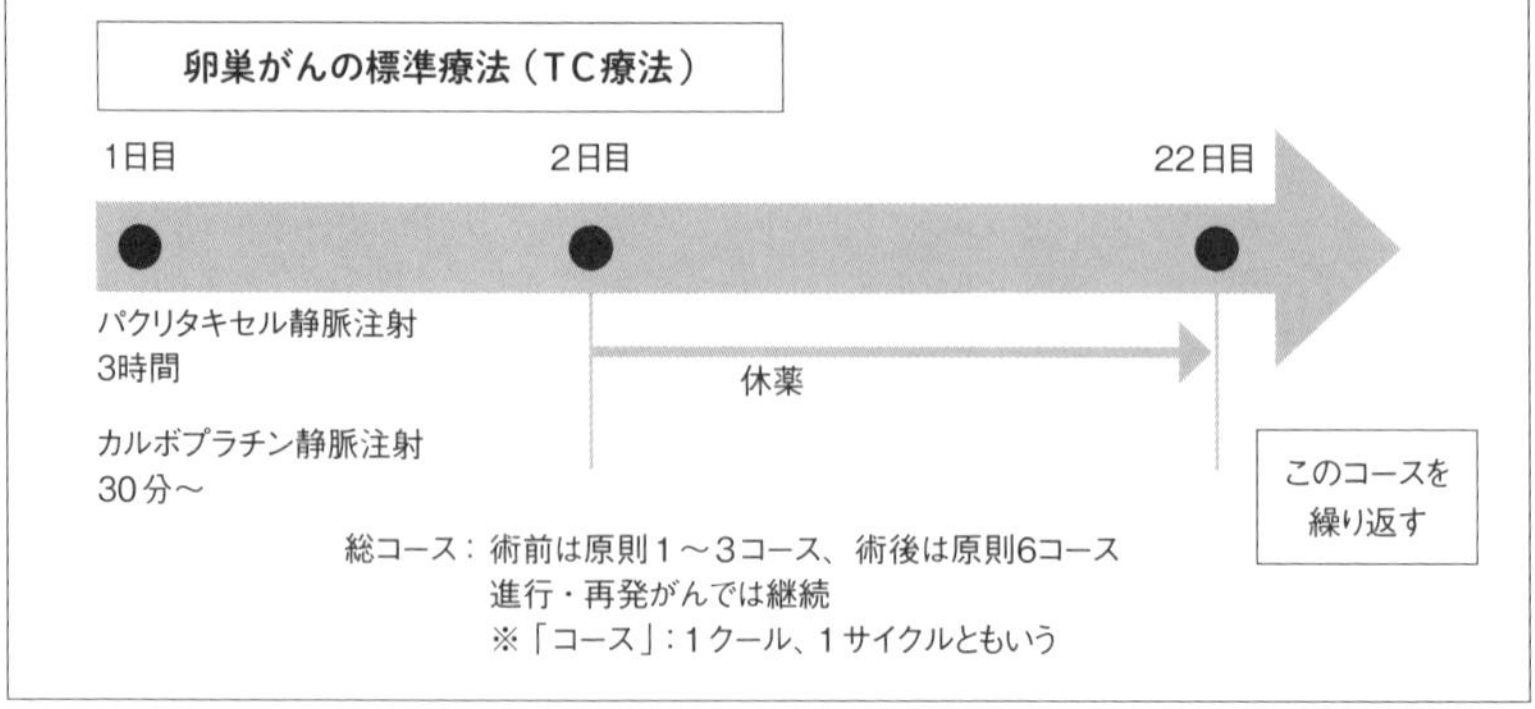

総コース：術前は原則1～3コース、術後は原則6コース
進行・再発がんでは継続
※「コース」：1クール、1サイクルともいう

卵巣がんのステージ別標準的な治療法

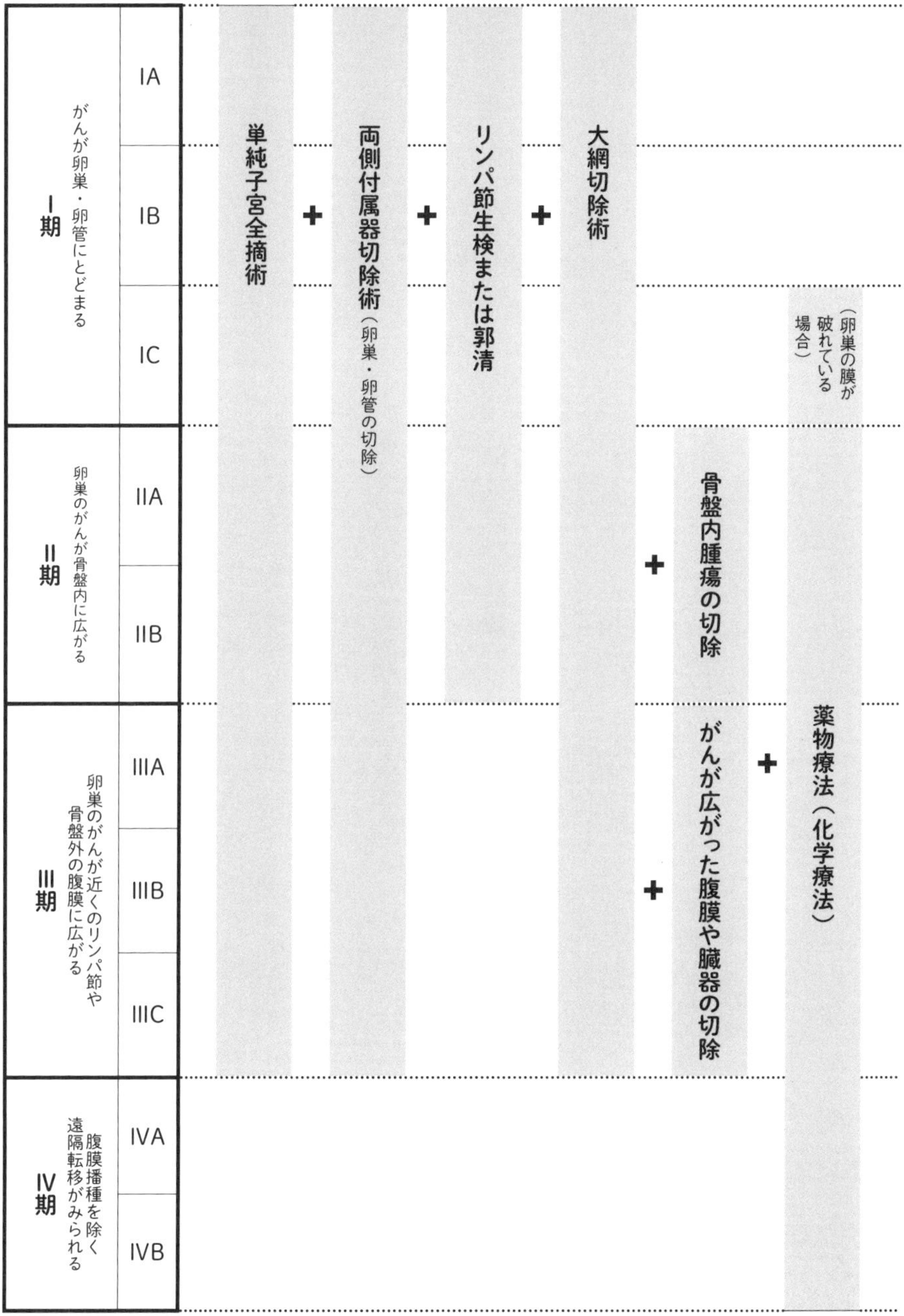

（資料：日本婦人科腫瘍学会編「卵巣がん治療ガイドライン 2015年版」）

妊娠・出産を望むときの卵巣がんの治療法

がんが片方の卵巣にとどまり、腹腔内に転移がみられないIA期のがん、あるいは、妊娠中にみつかった悪性度の低いがんでは、妊娠・出産が可能です。

妊娠機能を残すリスクを慎重に考える

卵巣がんでも、妊娠機能を残すことができる場合もあります。しかし、それは転移や再発のリスクを考えながら命に向き合うことを意味するので、強い覚悟が求められます。

あなたも家族も、妊娠や出産、育児に対する強い希望がありますか。

子宮や卵巣を温存することによる転移や再発のリスクを、あなたも家族も十分に承知していますか。

治療後も長期にわたる経過観察と身体の管理が必要になりますが、その覚悟はありますか。

まずは慎重に、納得がいくまで医師の話を聞き、家族とも十分に話し合い、考えましょう。

悪性度が低い初期のがんなら子宮や卵巣の温存も可能

卵巣がんで妊娠の可能性を残した治療ができるのは、がんが片方の卵巣・卵管にとどまっているIA期の比較的〝おとなしい〟がんに限ります。

〝おとなしい〟というのは深くまで浸潤したり転移したりすることが少ないがんということです。このタイプでは、がんのないもう一方の健康な卵巣と卵管を残すことができるので、妊娠が可能です。

また、I期の上皮性境界悪性腫瘍の場合も、妊娠は可能です。これは若い女性に多くみられ、良性とも悪性ともいえない中間に位置し、浸潤や転移の可能性がとても低い腫瘍です。ただし、両側に発生している場合は温存できません。悪性度が低いので、遅れて再発することがあります。10～20年たって再発することもあります。

再発の心配がやや高いが子宮を残せる卵巣がんもある

前述の場合より少しリスクは高まりますが、強い決意と厳格な管理を約束できれば、子宮や卵巣を残す道を模索できるがんもあります。それは次のようなタイプです。

①ステージIC期で、がんが片方の卵巣に限られ、腹水にはがん細胞が認められないおとなしいがん。

②ステージⅡ・Ⅲ期以上の上皮性境界悪性腫瘍。

そのほか、リスクがやや高くなりますが、リンパ節転移を起こしやすい明細胞腺がんのIA期も、がんになった卵巣と卵管のみを切除する片側付属器摘出術によって、健康な子宮や卵巣の温存を考えることはできます。

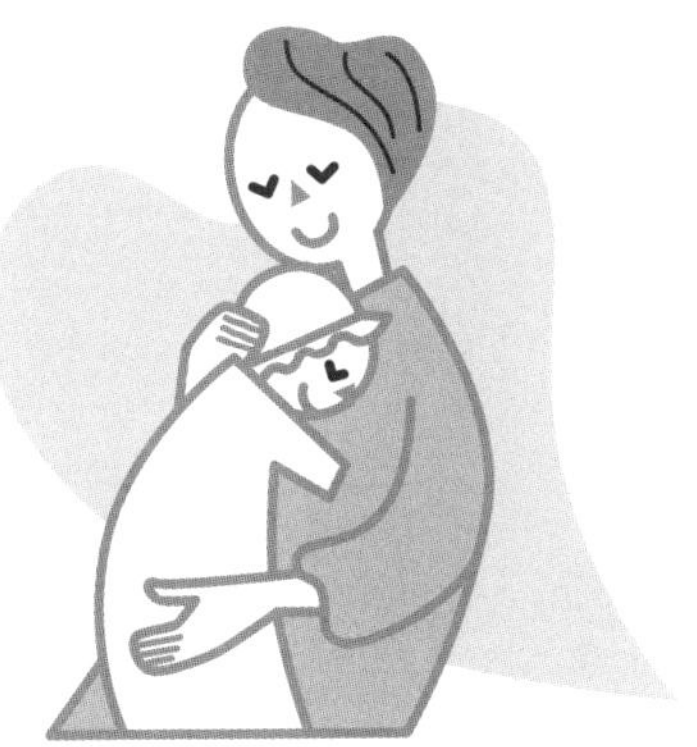

卵巣がんも早期に発見できれば、妊娠・出産が可能になる

手術中にがんをチェックして健康な子宮や卵巣を温存

卵巣がんの手術では、術中に、切除した卵巣や卵管などの病理組織検査や、がんの転移や浸潤がないことを確かめるための腹水細胞診などを行います。

卵巣がんでは腹水がたまっていることが多く、採取した腹水にがん細胞がみられるときは、腹腔内にがんが潜在的に広がっていると考えられます。

腹水がみられない場合は、生理的食塩水でおなかを洗って、食塩水の中にがん細胞がないかどうかをチェックします。

腹水にがんが発見されたとき

採取した腹水や食塩水の中にがん細胞が発見されなかった場合は、健康なほうの卵巣と子宮を残すことができます。

しかし、がん細胞が発見された場合は、健康な卵巣と子宮を残すか、切除するかは難しい判断になります。手術前に患者さんに行ったインフォームドコンセントも含め、手術中の医師の裁量に任せられますが、今のところ残したほうがよいか切除したほうがよいか、医師の間でもはっきりした答えは出ていません。

なお、いずれの場合も、1～2週間後に出る病理組織検査の結果によっては、その後、化学療法を行ったり、再手術によって、残していた卵巣や子宮を切除したりすることがあります。

化学療法の副作用に対処する

抗がん剤や分子標的薬などの薬剤には、ときに強い副作用もあるため、それにうまく対処しないと辛く、治療の継続を難しくします。

抗がん剤はがん細胞ばかりか正常な細胞も傷つける

化学療法の代表といえるのが、抗がん剤治療です。

抗がん剤は、がん細胞などのように分裂・増殖のスピードが速い細胞に大きなダメージを与え、死滅させる働きがあります。薬の成分が血流にのって全身を巡るので、原発巣以外の遠隔転移したがんにも効果があります。

しかし同時に、がん細胞だけでなく、健康で細胞分裂が盛んに行われている細胞にも影響を及ぼすことがあります。このときに生じる不快な症状が副作用です。

副作用の現れ方には個人差があり、抗がん剤の種類によっても副作用は異なります。

分子標的薬にも抗がん剤とは違った副作用がある

分子標的薬は、がん細胞だけに特徴的にみられる性質、たとえばがん細胞の発生や増殖に関する遺伝子や、たんぱく質などの分子だけに作用し、働きを阻害する薬剤です。がん細胞と違って、特徴がない正常な細胞には作用しません。そのため、副作用も少ないとみられていました。

しかし、分子標的薬にはこれまでの抗がん剤とは異なった副作用がみられます。分子標的薬ごとに副作用が異なるので、現在では薬剤に応じた副作用対策が行われるようになっています。

副作用は一時的で治療の終了とともに改善する

抗がん剤も分子標的薬も、副作用は薬剤が作用しているときだけの一時的なものであり、治療が終了すれば治ります。

現在では薬も改善されて、副作用が起きる頻度や程度も減りました。副作用の予防法や対処法も考えられています。

抗がん剤による主な副作用とその対策

抗がん剤の種類によって副作用は異なります。一般的には次のような不快症状がみられ、それぞれ対策がとられています。

骨髄抑制

【症状】発熱、貧血、出血傾向

抗がん剤は血液をつくる骨髄の細胞に影響を与えるので、白血球、赤血球、血小板など、血液の成分が一時的に減少します。

白血球が減ると感染症にかかりやすくなり、しばしば発熱します。

赤血球が減ると貧血が起こり、体がだるく感じられます。酸素不足で動悸、息切れがし、心臓にも負担がかかります。

血小板が減ると出血傾向が強くなり、何かに軽くぶつけただけでも皮下出血しやすくなります。歯茎から出血することもあります。

いずれも投与後1週間から数週間続きます。

【対策】輸血を行うこともある

白血球の減少が続く場合や症状の程度がひどい場合は、白血球の産生を促すG－CSF製剤（好中球コロニー刺激因子）を注射します。発熱しているときは抗生物質を内服します。なるべく人ごみは避け、感染症を防ぎましょう。

赤血球の減少で貧血がみられたら鉄剤の内服や注射を行います。症状が重い場合は、輸血が必要になることもあります。

血小板が減少する場合は、傷など皮膚への刺激を避けて様子をみます。急激に血小板が減少するときは、体内で出血が起きていることも

副作用が現れる時期の目安（点滴の場合）

急性期 （投与中）	アレルギー反応、アナフィラキシー・ショック＊、吐き気・おう吐、発熱、悪寒、皮疹、インフュージョン・リアクション＊（24時間以内）など
早期 （投与後から2～3日間）	アレルギー反応、吐き気・おう吐、下痢、便秘、口内炎、皮疹など
中後期 （次の治療まで）	アレルギー反応、骨髄抑制、下痢、便秘、口内炎、全身倦怠感、手足のしびれ、脱毛、貧血、むくみ、膀胱炎など
晩期 （2コース目以降と治療終了後）	アレルギー反応、心不全、腎障害など

＊アナフィラキシー・ショック…………顔が青ざめ、血圧の低下、呼吸や意識の乱れなど急激に生じるアレルギー反応
＊インフュージョン・リアクション……分子標的薬を点滴したときにみられる血圧低下、呼吸の乱れなどの過敏な反応

あるので血小板輸血をします。

吐き気・嘔吐

【症状】絶え間なく襲う吐き気

抗がん剤が脳の嘔吐中枢を刺激するために、絶え間なく吐き気が襲い、実際に嘔吐する場合があります。

抗がん剤には吐き気を起こしやすいもの（シスプラチン、カルボプラチンなど）とそうでないもの（タキソテール、オンコビンなど）とがあり、吐き気の程度にも個人差があります。また、たとえば赤い色を見ると、赤い液の抗がん剤が入った点滴とその副作用の苦しさを思いだし、吐き気を催してしまうなどの心理的な影響もあります。吐き気・嘔吐は抗がん剤投与後24時間から1週間ぐらい続きます。

【対策】制吐剤を使用する

症状が強い場合は、抗がん剤を使用する前に吐き気を抑えるステロイド系のデキサメタゾンや、セロトニン受容体拮抗薬のグラニセトロン、パロノセトロンなどを点滴や内服で投与します。坐薬を用いることもあります。いずれも脳の嘔吐中枢に働く薬です。薬剤で症状が止まらないときは、抗がん剤を使用するときに睡眠導入剤を一緒に用います。

●治療中の食事のとり方

治療中は、食事で吐き気を催すこともあります。この場合は、1回の食事量を減らして小分けに食べる、豆腐やゼリーなど冷たいもの、のどごしのよいものを食べるなど工夫をします。どうしても食欲がないときは無理して食べなくても、点滴で栄養を補給することができます。

脱毛

【症状】髪の毛や体毛も抜ける

吐き気・嘔吐の経過

抗がん剤の副作用である吐き気や嘔吐には予測性、急性、遅発性の３パターンある。対策として、抗がん剤を用いる前に制吐剤を投与することもある。かなり症状をおさえることができる。

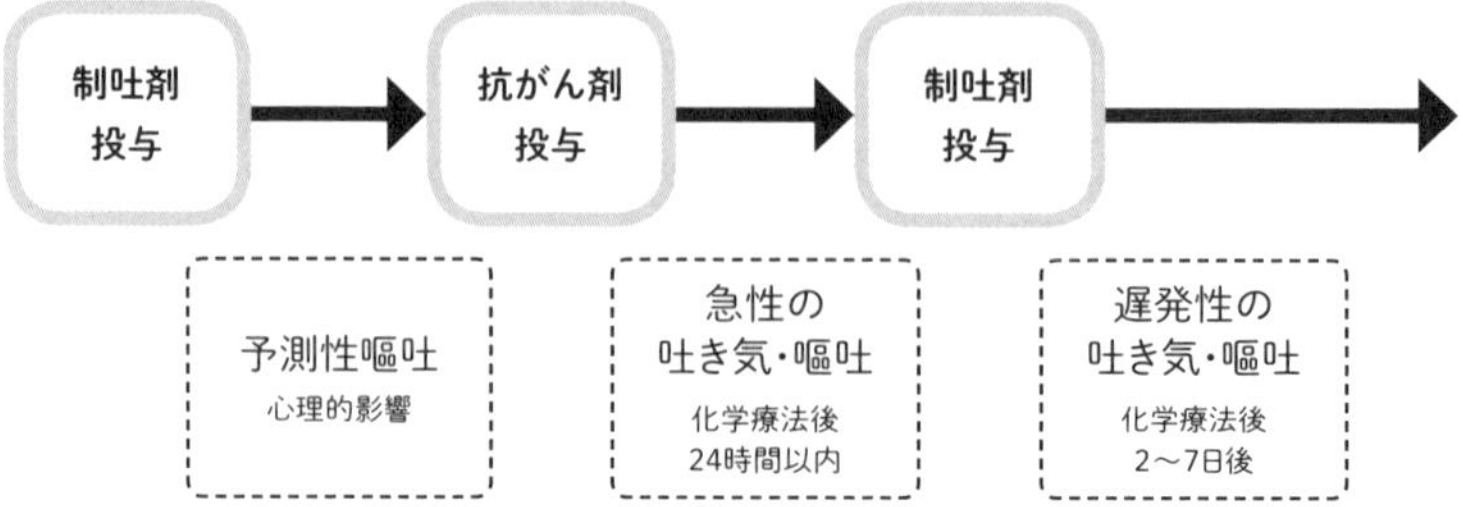

抗がん剤を使用して2～3週間くらいから始まるのが脱毛です。髪の毛だけでなく眉毛やまつ毛など体毛全般に及びます。特に脱毛が強くみられるのは、塩酸ドキソルビシン、パクリタキセル、ドセタキセル水和物などの抗がん剤を使用したときです。毛根は細胞分裂が活発なために、抗がん剤が作用しやすいのです。なお、マイトマイシンC、フルオロウラシルなど、脱毛が出にくい抗がん剤もあります。

【対策】頭を清潔に保ち、帽子でカバーする

今のところ脱毛を防ぐ有効な方法はありません。化学療法に入る前に髪の毛を短くしておくと、脱毛の心理的ショックを多少カバーできます。毛が抜けているときは、かつら（ウイッグ）、帽子、スカーフなどで頭を覆うとよいでしょう。頭部は蒸れやすいので、通気性のよいものを選びます。また、皮脂や汗で汚れやすいので、洗髪して清潔を保ちましょう。

髪の毛はずっと生えてこないわけではありません。治療が終了すれば、3か月目くらいから、最初は赤いやわらかい毛が生え始めます。1か月に1cmくらいのスピードで伸び、半年もすれば元に戻ります。

パーマやヘアダイなどは、化学療法終了後1年くらいたってからにします。

過敏性反応

【症状】アレルギー様の症状が出現

特にパクリタキセルなどの抗がん剤を使用したときに過敏症状がみられます。なかには呼吸障害や意識障害をともなうアナフィラキシー・ショックを起こす人もいます。

過敏性反応とは、抗がん剤という異物に対して体が過敏になり、ほんの少しの量の刺激でも引き起こされる、過剰な身体的反応のことで、次のようなものがあげられます。

・**皮膚症状**：皮膚が赤くなったり、かゆくなったり、じんましんのような発疹が出る。
・**消化器症状**：腹痛や下痢など、急に便意を催す。
・**呼吸器症状**：血液中の酸素濃度が下がり、息苦しさが生じ、風邪をひいているわけでもないのに咳《せき》が出る。
・**循環器症状**：脈が極端に早くなったり遅くなったり、血圧が高くなったり低くなったりする。
・**痛み**：背中や腰、胸などの筋肉や、関節に強い痛みを感じる。
・**しびれ**：パクリタキセルなどの使用中に手足の先にしびれが生じ、だんだん強くなる。治療が終わっても数年間残ることがある。

・**口内炎**：食事がとれないほど症状が重い場合もある。

【対策】事前にステロイド剤を使用

パクリタキセルを用いるときは、副作用を予防するため、事前にステロイド薬や抗ヒスタミン薬を投与します。症状が重い場合は、治療薬としてエピネフリンを注射することもあります。

そのほか、下痢に対しては止瀉薬《ししゃ》（下痢止め）を、筋肉や関節の痛みやしびれには鎮痛剤を使います。また、口内炎には局所麻酔薬入りのうがい薬を用います。

症状によっては、抗がん剤の種類を変更する場合もあります。抗がん剤の点滴中に急に激しい副作用が出たときは、アナフィラキシー・ショックなどを起こす可能性もあるので、すぐ症状を医師や看護師に伝えましょう。

分子標的薬の副作用

婦人科系のがんでは現在、子宮頸がん、子宮体がん、卵巣がんを対象に分子標的薬が用いられています。

卵巣がんの分子標的薬としては、ベバシズマブ、オラパリブ、トレバナニブ、パゾパニブなどがあげられます。このうち健康保険が効くのはベバシズマブです。

これらの薬は、がんが増殖するとき、栄養を得るために新しく血管をつくる「血管新生」を阻害して、がんの増殖を抑えます。通常、ベバシズマブ単独では効果が期待できず、抗がん剤のパクリタキセルやカルボプラチンと一緒に使います。

【症状】消化管穿孔《せんこう》や血栓塞栓症《けっせんそくせん》には注意

副作用は、次のような症状です。

・**出血**：点状出血、皮下出血、あざができやすい、鼻血、歯茎の出血
・**血栓塞栓症**：突然の胸痛、呼吸困難、頻呼吸
・**消化管穿孔**：腹痛、吐き気、便秘
・**創傷治療の遅延**：傷が治りにくい
・**血圧上昇、高血圧**：めまい、頭痛、吐き気、肩こり、しびれ
・**たんぱく尿**：むくみ

【対策】すぐ受診し、医師の指導を受ける

消化管穿孔や血栓塞栓症は命にもかかわる副作用なので、ベバシズマブの治療を受けている人は注意が必要です。

副作用の予防に関しては、処方された薬剤の飲み忘れを防ぐこと、医師の指導のもと、日常の生活管理（食事や運動など）をすることが大切です。

子宮がん、卵巣がん治療に用いられる代表的な薬と副作用

	分類	特徴	薬名	代表的な製品名	副作用
抗がん薬	白金製剤（プラチナ製剤）	がん細胞の遺伝子複製や合成などの機能を壊す	シスプラチン	ブリプラチン、ランダ	腎機能障害
			カルボプラチン	パラプラチン	腎障害、骨髄抑制、しびれやチクチク感などの末梢性神経障害
			ネダプラチン	アクプラ	骨髄抑制
	タキサン系	がんの増殖を阻害	パクリタキセル	タキソール	筋肉痛、関節痛、しびれやチクチク感などの末梢性神経障害
			ドセタキセル	タキソテール	浮腫、しびれやチクチク感などの末梢性神経障害
	アントラサイクリン系	がんの細胞膜を破壊し、遺伝子機能を阻害	ドキソルビシン	アドリアシン	脱毛、吐き気、皮疹、水ぶくれなどの手足症候群
			ドキソルビシンリボソーム注射剤	ドキシル	皮疹、水ぶくれなどの手足症候群
			エピルビシン	ファルモルビシン	脱毛、吐き気
	アルキル化薬	がん細胞の遺伝子を攻撃し、増殖を抑制	シクロホスファミド	エンドキサン	骨髄抑制、膀胱炎、しびれやチクチク感などの末梢性神経障害
			イホスファミド	イホマイド	膀胱炎
	抗生物質	がん細胞の機能を壊し、増殖を防ぐ	マイトマイシンC	マイトマイシン	骨髄機能抑制
			ブレオマイシン	ブレオ	間質性肺炎、肺線維症
	ビンカアルカロイド系	がんの細胞分裂を阻止	ビンクリスチン	オンコビン	しびれやチクチク感などの末梢性神経障害
	ピリミジン拮抗薬	がんの遺伝子合成を阻止して増殖を防ぐ	ゲムシタビン	ジェムザール	骨髄機能抑制、食欲不振や下痢などの消化器症状
			フルオロウラシル	5―FU	食欲不振や下痢などの消化器症状、しびれやチクチク感などの末梢性神経障害
	トポイソメラーゼⅠ阻害薬	がん細胞の分裂を防ぐ	イリノテカン	カンプト、トポテシン	下痢、しびれやチクチク感などの末梢性神経障害
			イギテカン	ハイカムチン	好中球の減少
	トポイソメラーゼⅡ阻害薬		エトポシド	ラステット、ベプシド	骨髄抑制、膀胱炎、口内炎、しびれやチクチク感などの末梢性神経障害、皮疹、水ぶくれなどの手足症候群
	分子標的薬	血管新生を阻止し、がんの増殖を抑える	ベバシズマブ		血栓、たんぱく尿、消化管出血・穿孔

放射線療法の副作用に対処する

放射線の治療中は宿酔《しゅくすい》や貧血、下痢、皮膚炎などの副作用が起こることがあります。治療終了後には、卵巣欠落症状や腟の萎縮、膀胱炎などが生じます。

副作用の表れ方や程度には個人差がある

放射線療法は、がん組織に的《まと》を絞って放射線を照射し、がん細胞のDNAを壊して死滅させる治療法です。

照射は正常な細胞になるべく当てないように配慮して行われますが、それでも照射した部分の皮膚や臓器に炎症を起こしたり、穴をあけたりすることがあります。放射線療法による二次性の発がんもみられます。

放射線による副作用や後遺症には、治療中に出現するものと、治療後にみられるものがあります。この副作用や後遺症の現れ方や程度には、個人差があります。

放射線治療中の主な副作用と対策

放射線治療中に生じる副作用には、次のようなものがあります。

放射線宿酔

【症状】頭痛・吐き気などの症状

宿酔とは二日酔いのことです。放射線治療を開始して1週間ほどたったころから、宿酔に似た、吐き気、食欲不振、頭痛、頭が重いという症状に見舞われます。体がだるく、絶えず揺れているような感じもつきまといます。

【対策】点滴で様子をみる

治療が終了すれば自然に消える症状です。慣れもあるので、しばらくは様子をみます。食事が十分にとれない場合は、点滴により栄養を補給します。

症状が重いときは、一時的に放射線治療を休み、体調を整えてから再度挑戦することもできます。

下痢

【症状】腸の炎症と下痢

子宮がんや卵巣がんの治療では、下腹部に放射線を集中的に照射するので、腸の粘膜に炎症が起こり、下痢をすることがあります。

【対策】止瀉《ししゃ》薬を使用

軽い下痢なら止瀉薬で対処します。症状が重い場合は、いったん治療を中止します。やわらかいごはんやうどん、野菜のスープなど、腸への刺激が少なくて消化のよい食事や、点滴で水分や栄養を補給。下痢が改善してからふたたび照射を始めます。

貧血

【症状】めまい、息切れ、動悸

子宮や卵巣への照射により、骨盤を通して骨髄にも放射線が当たってしまうため、血液をつくる造血機能に影響を与えます。その結果、白血球や赤血球、血小板が減少して、貧血などの症状を招きます。一時的な症状にとどまらず、まれですが一生続くことがあります。

【対策】鉄剤の服用、活動的な生活と食事の充実

通常、貧血の程度は重いものではなく、日常生活に差し支えることはありません。なんとなく動悸がする、息切れがする、だるい、元気が出ない、というような状態が続きます。たいていは1日1回の鉄剤の服用で改善します。

生活面では、ベッドに横になってばかりいるのではなく、散歩などで適度に体を動かすようにします。鉄分の多い肉や魚、鉄の吸収をよくする野菜や果物をバランスよくとり、規則正しい食生活を送りましょう。

皮膚炎

【症状】皮膚が赤黒くなり、痛む

放射線を照射したところの皮膚が炎症を起こして赤黒くなり、痛むこともあります。

【対策】ステロイド軟こうで手当て

ひりひり痛むときはステロイド軟こうなどで手当てします。炎症がひどくケロイド状になったときは、一時治療を中断します。炎症を鎮めてから治療を再開します。

入院中の副作用は医師や看護師に相談

入院治療中に体調がすぐれず、気になるようなことがあるときは、医師や看護師に相談しましょう。すぐに対策をとってもらえます。

気になるのは治療終了後です。すぐに受診ができない場合があるので、退院後に生じやすい副作用や後遺症、その対処法を前もって尋ねておきましょう。

放射線治療修了後のトラブル症状と対策

治療後2～3か月して後遺症が現

れることがあります。後遺症には、次のようなものがあげられます。

卵巣欠落症状

【症状】更年期障害様の症状

閉経前の場合、骨盤内放射線治療を受けると、放射線の影響を受けて卵巣機能が低下します。女性ホルモンが減少するので、卵巣欠落症候群を呈することがあります。

これは卵巣機能が低下する更年期障害と似たような症状です。身体症状としては、のぼせ、冷や汗、頭痛・頭重、動悸、息切れ、肩こりなどがみられます。精神症状としては、イライラや焦燥感、倦怠感などがあげられます。

【対策】ホルモン補充療法で手当て

若い女性の場合は、放射線療法を受ける前に、健康な卵巣を放射線が当たらない場所に移動しておく手術も可能です。

卵巣欠落症状に対しては、女性ホルモン（エストロゲン）を投与して低下した卵巣機能を補い、副作用を解消します。これをホルモン補充療法といいます。更年期様の症状をやわらげる治療法です。

イライラなどの精神症状が強い場合には、抗うつ薬や抗不安薬を服用することもあります。生活面では趣味や仕事をもち、散歩や軽い運動などで体を動かしたりして、気分転換するとよいでしょう。

子宮体がんはホルモン依存性のがんですが、術後にホルモン補充も可能とされました。ただし不安がある場合には、そのかわりに、更年期様の症状を取り除く漢方薬（桃核承気《とうかくじょうき》湯《とう》、当帰芍薬散《とうきしゃくやくさん》、加味逍遥散《かみしょうようさん》など）を、体質に合わせて使用することがあります。

腟の萎縮・狭窄《きょうさく》

【症状】性交痛や出血

放射線が腟に当たると、腟の粘膜や筋肉が障害を受けて萎縮します。このような後遺症は治療終了後、半年から1年くらいたったころに起こります。性交痛や性交による出血が生じたりして気がつきます。腟に傷がついて癒着することもあり、性交自体が難しくなってしまう場合があります。

【対策】出血は医師に確認

萎縮した腟は、ホルモン補充療法では回復しません。性交痛に対しては、潤滑剤（腟用のクリーム、リューブゼリー）などを利用します。

出血がある場合は、医師に相談しましょう。腟の萎縮によるものではない、がんの再発という場合もあるからです。

膀胱炎

【症状】排尿痛が生じる、尿に血液が混じる

膀胱は子宮に近い位置にあるため、放射線が当たりやすいところです。治療後、半年ぐらいから排尿痛や残尿感、頻尿など、膀胱炎のような症状が出ることがあります。尿に血が混じる血尿もみられます。

【対策】がんでないことを確認

血尿が続くような場合は、膀胱がんなどの尿路系のがんではないことを確かめましょう。細菌感染による膀胱炎ではないので、問題がなければ様子をみます。しだいに症状も回復してきます。

放射性直腸炎

【症状】便に血が混じる

骨盤内の照射は、直腸にも影響を与えます。治療後、半年ぐらいたったころに便に血が混じることがあります。下痢や腹痛を伴うこともあります。

【対策】大腸がんでないことを確認

早めに受診して大腸がんなど、消化器のがんではないことを確かめます。原因が放射線の影響とわかったなら、しばらく便を軟らかくする薬を内服します。しだいに症状は消えていきます。

膀胱腟瘻《ちつろう》・直腸腟瘻

【症状】腟から尿や便が出る

膀胱や直腸に穴が開いて腟とつながり、尿や便・ガスなどが腟からも漏れます。尿が漏れる場合は、尿失禁と間違うことがあります。

【対策】原因を確かめ、手術

膀胱鏡や直腸鏡、造影剤を使ってエックス線検査を行う、膀胱造影や注腸造影で原因を確かめます。婦人科の手術が原因の場合は、瘻孔《ろうこう》を切除して閉じれば治りますが、放射線が原因の場合は、組織がもろくなっているので通常の手術による治療は難しくなります。

そのときは、人工膀胱や人工肛門を造ることもあります。

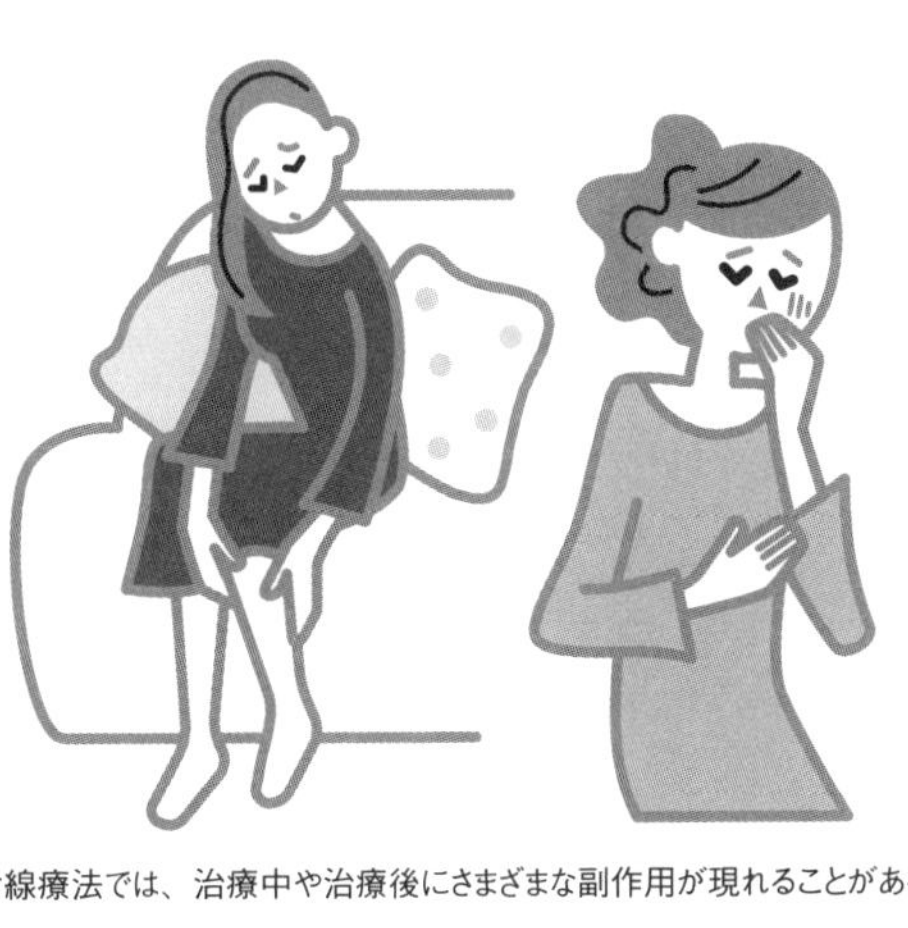

放射線療法では、治療中や治療後にさまざまな副作用が現れることがある

アピアランスケア

アピアランスケアとは、闘病中も装って楽しく過ごしたいと考える女性のためのおしゃれ術です。髪の毛はウイッグで、眉毛やまつ毛は化粧法でカバーすることにより、気持ちも晴れて元気になれます。

●ウイッグの選び方

医療用ウイッグはおしゃれ用とは異なり、敏感な頭皮を刺激しないような特殊素材を使用しています。毛量が減ってきても、ネットキャップを使えば頭にフィットします。スタイルは好みのおしゃれなものを選びましょう。人工毛と人毛とでは値段に開きがありますが、見た目はほとんど変わりません。価格は5万〜20万円の既製品を選ぶ人が多くみられます。

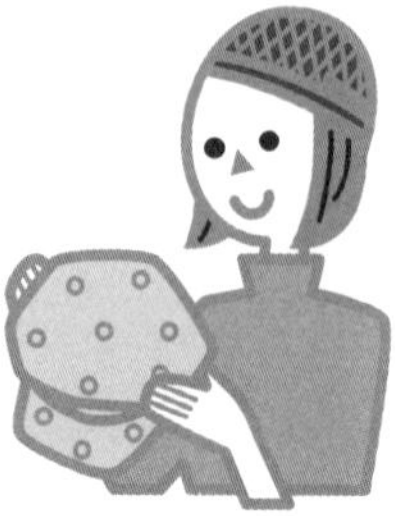

ネットキャップなども上手に利用しよう

●ウイッグの購入時期

抗がん剤によって脱毛の量が異なります（↓p102）。使用する抗がん剤を確認しておきましょう。

治療が始まる2〜3週間前に購入し、地毛もウイッグと似たスタイルにカットしておくと、脱毛後にウイッグをかぶっても違和感がありません。

●薄くなった眉毛

治療前に濃い目にアイブローを塗った自分の眉を厚紙に写し、眉の部分を切り抜いて眉型を作っておきます。この型を眉に当ててアイブローで眉を描きます。

●肌のくすみ

保湿クリームで肌をケアして透明感を出します。コントロールカラーでくすみがちな目の下、目じりや小鼻、口角の周りをカバーし、ファンデーションを塗ります。

第4章

退院後、安心して生活するために

がんは初回の治療をしたら終わりではありません。治療後にはさまざまな副作用や後遺症が出ることがあり、再発・転移の不安もあります。退院後は、定期検査を欠かさず受け、少しでも心配やリスクを回避しましょう。

いつごろ元の生活に戻れるのか

治療のスケジュールは「入院診療計画書」を参考にします。入院日数は、1～2日のこともあれば、手術後の治療法によっては1か月以上の場合もあります。

早期離床や通院治療により入院日数は短くなる傾向に

手術や入院をするときには、病院から「入院診療計画書」などが渡されます。これにある程度の治療スケジュールの目安が示されていますので、この計画書をもとに入院中や退院後の生活の準備をしておきましょう。

ただし、がんの進行具合は、卵巣がんのように、実際に開腹手術をしてみなければわからないことも多いもの。治療に入る前に治療・入院日数などのスケジュールを明確にするのが難しい場合もあります。

手術治療を行った場合、開腹手術では入院日数が長く、腟式手術や腹腔鏡下式手術では短くてすむ傾向にあります（左表）。

最近では、手術後の早期離床の推奨によって、入院日数はさらに短くなっています。早期離床とは、患者がベッドで寝たまま過ごす安静期間を短くして、座位、立位、歩行を促すことです。これにより、1日も早くベッドを離れることが目標です。

理由は、寝たきり状態が長く続くと、①無気肺や肺炎などの呼吸器合併症、②静脈のうっ滞や肺塞栓症などの循環器合併症、③術後の腸管まひなどの消化器合併症、④骨・筋肉・関節などの衰弱、⑤排尿障害など——が起こりやすくなるので、これを防ぐためです。

手術後の通院治療で気をつけたいこと

手術後に放射線治療や抗がん剤治療を行う場合は、引き続き入院して治療することもあれば、通院により受けることもあります。

通院中は、仕事も家事も普段どおりの生活をしてかまいません。ただ、無理をしないように気をつけ、自宅では疲れたらすぐに横になれるよう、寝床を設けておきます。

通院治療が終了したら、生活上の制約はほぼありません。

入院・治療のスケジュール例

治療・手術法	入院期間	入院・治療スケジュール
円錐切除術	日帰り～2日	・手術は日帰りも可能。入院期間は長くても2日くらい。ただし、その後、数日間は自宅で安静を心がける。術後1週間くらいで仕事や家事に復帰することができるが、無理は禁物 ・傷が完全に治るには、1か月半くらいかかる
単純子宮全摘出術 または 準広汎子宮摘出術	7～10日	・開腹した場合も、早期離床により入院期間は短くなる傾向にある ・退院後1～2週間は無理をしないで、家事・雑事は身のまわりの整理整頓くらいにとどめる。約1か月後、術後初めての外来受診を経て、問題がなければ掃除・洗濯・買い物などの普段どおりの家事を行うことができる。仕事への復帰も可能。術後4～6週間たてば、生活上の制限はなくなる
腹腔鏡下式手術	5～7日	・腹腔鏡下式手術では、傷口が小さく、体への負担も少なく回復も早いため、入院期間も短縮されて5～7日になる ・生活面では、傷口の保護のために長い髪の毛をしゃがんで洗うようにし、腹圧をかけないために重い荷物を運んだりしないようにする。術後2～4週間もたてば、生活上の制限はなくなる
広汎子宮全摘出術 （または単純子宮全摘出術でもリンパ節郭清をした場合）	14～30日	・排尿のリハビリを行い、回復したら退院となる ・手術によって摘出した検体の病理組織検査の結果が、術後30日ぐらいしたら出てくる。それにより放射線治療、抗がん剤治療を行うか決める ・退院後2～4週間は無理をしないで、身の回りの片づけ程度の簡単な家事や雑事にとどめる。約1か月後に、術後初めての外来受診があり、問題がなければ本格的な家事や仕事復帰を目指す ・術後2～3か月たてば、生活上の制限はなくなる
放射線治療	通院も可 50～60日	・放射線治療や抗がん剤治療の場合は、単独なら通院も可能。同時化学放射線療法の場合は、入院治療となり、日数は2か月かかることもある
リンパ節郭清	10～14日	・リンパドレナージ法を覚えて退院となる

退院後に起こりやすい体のトラブル

退院後にみられる出血やおりものの増加は心配いりません。手術が原因の排尿障害やむくみはあせらず気長に手当てします。心配事は定期検査で医師に相談しましょう。

退院後の出血やおりものはあまり心配がいらない

退院後、出血やおりものが増えると、がんの再発や転移ではないかと心配になります。

円錐切除術の場合は、完全に傷がいえるまで1～2か月かかります。そのあいだは多少の水様性の出血が続きます。この中には傷を治す修復物質アミノ酸（リンパ液）も含まれているので、自然に出血が止まるのを待てばよいでしょう。

また、子宮摘出術を行うと、切除したところを縛った糸が膣内に出てきます。これに雑菌が感染し、おりものが増えることがあります。心配はいりませんが、気になるようなら受診して様子をみます。

なお、術後1～2か月以降に出血が起きたり、においのあるおりものが大量にみられたりするときは、すぐに受診しましょう。手術による後遺症や、取り残したがんの再発が原因の場合も考えられるからです。

手術後に起こりやすい排尿障害やむくみ

排尿障害

退院後に多くみられるトラブルの1つに、排尿機能の問題があります。特に広汎子宮摘出術を受けた場合は、膀胱へ分布する神経が傷ついて排尿がうまくいかなくなることが多いようです。尿が出にくかったり、出なかったりします。

入院中に泌尿器科に相談することもありますが、その場合は自己導尿（→p117）を導入します。残尿があると膀胱炎になりやすいので、導尿で膀胱内を空っぽにするほうが近道です。数か月のうちに自分で排尿できるようになります。イライラせず気長に乗り切りましょう。

むくみ

代表的なトラブルのもう1つは、

リンパ節郭清《かくせい》に伴って起こるむくみです。これはリンパの流れが滞るために生じます。足などがパンパンに腫《は》れて、重苦しさを感じます。

その他の症状

術後、訴えが多い症状としては、両側の卵巣を切除した場合に起こる卵巣欠落症状（貧血、発汗、頭痛・頭重、肩こり、イライラなど更年期障害様の症状）、便やガスの排泄が難しくなる腸の癒着や腸閉塞などがあげられます。それぞれ治療法はあるので、気になるときは医師に相談しましょう。

術後の定期検査は欠かさず受ける

治療が終了したあと、少なくても5年間は、通院による、経過観察のための定期検査が行われます（→p140）。術後の後遺症や合併症、転移や再発などのトラブルを早期に発見して治療するためです。

定期検査の頻度は、治療後の経過年数によって変わります。特に治療後2～3年までは、再発や転移などがみられることが多いので、受診回数は多くなります。その後は、しだいに減ってきます。5年間、再発・転移がなければひと安心です。ただし、その後、まったく再発がないわけではありません。

なお、術後の定期検査の回数は、次のとおりです。

- 術後1～2年目……1～3か月に一度
- 術後3年目……3～6か月に一度
- 術後4～5年目……6か月に一度
- 術後6年目以降……1年に一度

定期検査では、尿検査、血液検査（腫瘍マーカー検査）、画像検査（エックス線検査・CT検査・超音波検査）、内診（直腸診　細胞診）などが行われます。

転移や再発を過度に心配せず毎日を楽しく過ごす

術後数年間は、小さな体の変化や異常をとらえては、がんが転移したのではないか、再発ではないかと、疑い悩むものです。しかし、たいていの場合は杞憂《きゆう》にすぎません。心配事は早めに解決しましょう。

定期検査の日は気になることをメモして受診し、納得がいくまで医師に相談します。定期検査を欠かさずに受け、検査を積み重ねることが不安解消につながります。

医療は日々進歩しています。退院した後は、毎日を楽しく有意義に過ごす方法を考えることが第一です。

排尿障害は膀胱訓練などで対処する

排尿障害は、主として子宮頸がんの手術後に起こります。術後、数日しても自然排尿ができない場合は、膀胱訓練を行います。時間がかかっても、やがて治ります。

手術で神経が傷ついて生じる排尿障害

排尿障害は、多くの場合、子宮頸がんのIB期～Ⅱ期に行われる広汎子宮全摘手術に伴う後遺症です。子宮やその付属器官などを切除するときに、膀胱につながる神経が傷つき、①尿意を生じなくなったり、②排尿がしにくくなったり、③残尿が多くなって尿が漏れたりします。手術方法が異なる子宮体がんや卵巣がんでは、ほとんどみられません。

術後に放射線治療を行う場合は、膀胱の筋肉が硬くなるので、排尿障害はさらに起こりやすくなります。

細菌感染を起こすと膀胱炎や腎盂炎になりやすい

排尿障害で膀胱に残っている尿が多くなると、尿道から入り込んだ細菌が感染して、膀胱炎や腎盂炎《じんうえん》を起こします。

膀胱炎を併発すると尿の濁り、排尿痛、しばしば尿意を感じるけれど尿が出ないといった、つらい症状が起こります。さらに腎臓にまで感染が広がって腎盂炎を併発すると、激しいふるえが生じ、高熱を発したり、わき腹から背中にかけて痛んだりします。また、尿漏れによって、陰部がただれたり、炎症を起こしたりすることもあります。

膀胱訓練を行って自然排尿を促す

手術直後は神経もまひしていて自力では排尿できないので、尿道にカテーテルを入れて尿を排泄させる、導尿を行います。たいていは、排尿機能も数日で回復し、その後は自力排尿ができるようになります。

排尿がうまくできない場合

排尿がうまくできないときは、膀胱訓練を行います。これは尿意があってもなくても、一定の時間がきたらトイレに行き、腹圧をかけて尿を出す訓練です。

①トイレに座って前かがみの姿勢をとり、両手のひらを軽く下腹部に当てる。

②下腹部に力を入れ、肛門の括約筋を収縮させてしばらく息を止め、一気に括約筋を緩める。息を吐きながら排尿する。

③同時に両手で下腹部をゆっくり押して尿を出し切る。

排尿のたびに膀胱訓練を行うことによって、多くの場合、退院までに自然排尿ができるようになります。うまくできない場合は、次に述べる「自己導尿」を覚えて退院します。

どうしても自力排尿ができない場合

排尿障害の悪化を防ぐために、自分で尿道にカテーテルを入れて尿を排泄する、自己導尿の訓練を行います。同時に、排尿時にいきんだり、下腹部を押したりと、自分なりの排尿の方法を探します。

ゆったりとした気分で気長に自然排尿を待つ

排尿が気になり、精神的に追い込まれると膀胱はよけいに過敏になって、症状をこじらせます。ゆったりとした気持ちで日常を過ごしましょう。家庭では膀胱訓練のほか、骨盤底筋群を鍛え、尿もれの回数を減らす効果のある肛門引き締め体操（下図）を行います。また、次のようなことにも留意しましょう。

①「3～4時間ごとに一度」など、決まった時間にトイレに行く。

②膀胱炎の予防のため、日中は1ℓ以上の水分をとって尿量を確保し、膀胱内の細菌を尿で洗い流すクセをつける。尿もれが気になるときは、防止用にパッドなどを使用する。

③夜間の尿もれを防ぐために、就寝前の水分の摂取は控える。

肛門引き締め体操

① 仰向けになり足を肩幅に開き、ひざを立てる

② 肛門や膣に力を入れてギュッと絞るイメージで骨盤底筋群※を引き締める

③ 5つ数えたら力を抜く

これを20回1セットとして、トイレの後など、1日に4～5セット行う

※ 骨盤低筋群とは、骨盤の下側にある筋肉の総称。子宮など下腹部の臓器を支える働きがある

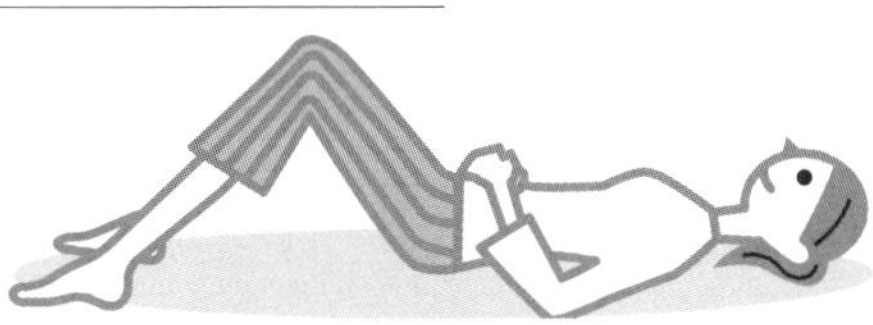

排便障害は食事と運動で対処する

手術後、腸の機能は一時的に衰え、ベッド生活による運動不足も手伝って便秘になりやすくなります。食事や運動の工夫で、正しい排便習慣をつけましょう。

排便障害は手術の際の神経の損傷などが原因

広汎子宮全摘出術の術後トラブルの1つに、排便障害があります。手術によって、①排便を促す神経を傷つけたこと、②腸の一部に癒着が生じたこと、③子宮を摘出した跡に腸管が落ち込んで便がたまること、などが原因とされます。いきむと傷口が開くのではないかと不安に思い、便意をこらえているうちに便秘になる場合もあります。

手術の傷が治れば、腸の働きも活発になり、排便障害も改善します。

しかし、便秘が習慣になり、直腸に便があるのに便意を感じなくなったり、便意は感じるのに便を排出できなかったりする症状が続くこともあります。便秘を放っておくと、腹痛や吐き気、腹部膨満感、食欲不振などの症状を招きます。重症になると腸閉塞の原因にもなります。

便秘を解消する生活面での工夫

排便の習慣をつける

食後30分を目安に、毎日決まった時間にトイレに行き、排便できてもできなくても、便器に座る習慣をつけます。ただし、無理に息んで排便しようとすると、肛門に過度な負担がかかり、痔になることもあるので注意しましょう。

食事に注意する

一般に便秘解消によいといわれる、根菜類や海藻類などの硬い繊維質の食品は、手術で弱った消化器には負担が大きすぎます。食べすぎるとかえって腸の蠕動《ぜんどう》運動を妨げ、便秘や腸閉塞の原因にもなります。

栄養のバランスがとれた、消化のよい食事を5～6回に分けて少量ずつとりましょう。体力が回復してきたら、少しずつ繊維の多い野菜などを試します。

水分をたっぷりとる

水分は便を軟らかくします。1日に1ℓ以上、回復してきたら2ℓ以上をとります。朝、起きたときに冷水をコップ1杯飲むと、腸を刺激して排便が促されます。冷水では刺激が強いという場合は、白湯を飲みます。腹部が温まり血行がよくなって、便がほぐれます。

適度な運動をする

便秘解消に適した運動は、直接腸を刺激するだけでなく、全身を動かして排便に必要な骨盤や筋肉の歪みをとり、血行をよくして自律神経（副交感神経）を整えるものです。

最初は軽く手足を動かすことから始め、慣れてきたら軽い腹筋運動や、ウォーキングなどの有酸素運動をとり入れます。

腹部を時計回りに20回、手のひらでさする腹部マッサージや、ぬるめの湯で20分ほどの半身浴も自律神経を活発にし、腸の働きを促します。

便秘薬で腸の環境を整え排便を促す

便秘薬には2つのタイプがあります。1つは、腸に刺激を与えて蠕動運動を起こし、排便を促す薬です。刺激性下剤や、ダイオウ・センナなどの漢方薬、浣腸薬があげられます。即効性はありますが、刺激が強く、腸への負担が大きいといえます。

もう1つは、腸内環境を整えて働きをよくし、便を軟らかくして便秘を解消する薬です。酸化マグネシウム便秘薬や整腸剤、乳酸菌があげられます。腸への負担が軽いので、排便の習慣をつけ、便秘しやすい体質を改善するのに適しています。

便秘を解消する2つの体操

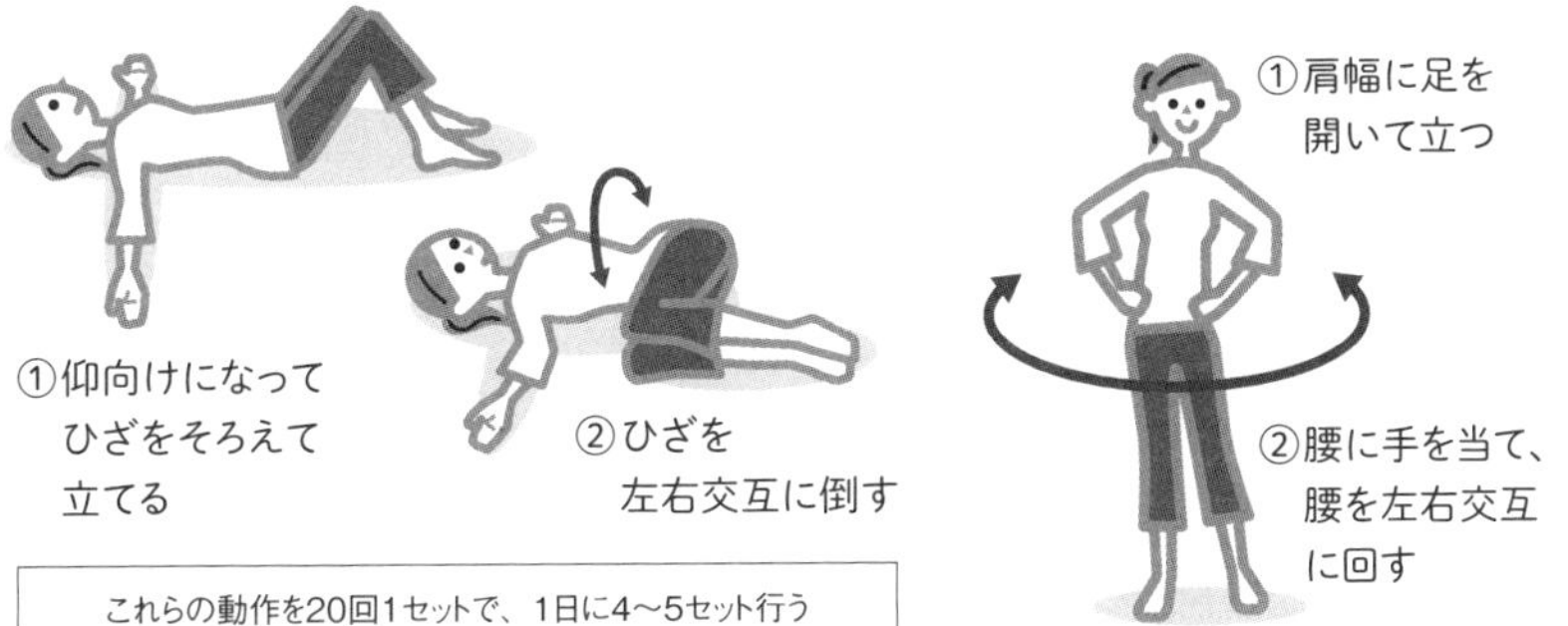
①仰向けになって
ひざをそろえて
立てる
②ひざを
左右交互に倒す
①肩幅に足を
開いて立つ
②腰に手を当て、
腰を左右交互
に回す

これらの動作を20回1セットで、1日に4～5セット行う

むくみ（リンパ浮腫《ふしゅ》）には早めに対応を

下腹部や下肢のリンパ浮腫は、リンパ節郭清《かくせい》や、放射線照射によるリンパ節・リンパ管の損傷により起こります。慢性化しやすいので、悪化を防ぐ工夫が大切です。

リンパ浮腫は子宮がん手術の25％に起こる

リンパ節郭清や放射線照射により、リンパ節やリンパ管が損傷を受けた場合、普通は行き場のなくなったリンパ液が副行路《ふくこうろ》（バイパス）と呼ばれるリンパ管を発達させて、新しいルートをつくります。ところが、副行路がうまく開通せず、リンパ管からもれたリンパ液が体の一部に溜《た》まることがあります。これがリンパ浮腫（むくみ）です。

子宮がん、卵巣がんでは、下腹部や会陰部《えいんぶ》、下肢などに浮腫が起こります。

片足または両足がパンパンに腫《は》れあがり、下腹部や会陰部、太ももの付け根がむくみます。歩くのもつらく、足を曲げて座れなくなることもあります。いったん症状が現れると、急激に悪化し、なかなか治らないのも、リンパ浮腫の特徴です。

子宮がんの手術では、4人に1人がリンパ浮腫になるといわれています。術後、早い時期に起こるだけでなく、10年くらいたってから発症する人もいます。

悪化すると細菌感染を起こすこともある

むくんだ皮膚に傷がつくと、黄色ブドウ球菌などの感染により蜂窩織《ほうかしき》炎《えん》を起こすことがあります。これは皮膚の深い部分の組織に炎症が起こる病気です。

皮膚の広い範囲が赤くなって腫れ、ときには発熱し、悪寒や頭痛、関節痛を訴えることもあります。重症化したときには入院が必要です。

症状を悪化させない日常生活の工夫

今のところ、リンパ浮腫を予防する方法はなく、完治させる治療法も確立していません。普段から生活を工夫し、日常生活に支障が起きないようにしましょう。

姿勢の「〜ぱなし」はNG

立ちっぱなし、座りっぱなしなど、同じ姿勢を続けると、リンパ液の流れが悪くなります。室内を歩き回ったり、姿勢を変えたりして、リンパ液の流れを促します。

足を下げたままの姿勢は避ける

眠るときは、足元に2つ折りの座布団を当てるなどして下肢を少し高めに保ち、リンパ液が溜まるのを防ぎます。

いすに座るときも長時間、足を下げっぱなしにしないで、足を補助いすや踏み台などの上に乗せます。床に座るときは、正座をするより足を前に投げ出すほうが、むくみの解消になります。

水中歩行で症状を軽くする

滞ったリンパ液は、体を動かすことによってスムーズに流れるようになります。ストレッチなどの軽い体操や、全身運動の縄跳び・自転車こぎ、有酸素運動のウォーキングのほか、特にすすめたいのが水中歩行です。水圧の効果により、リンパ管を圧迫したり、ゆるめたりしながら、リンパ液の流れをよくします。

運動は、リズミカルに、疲れない程度に行います。疲れるとかえってむくみはひどくなります。

リンパ液の流れをよくする軽い体操

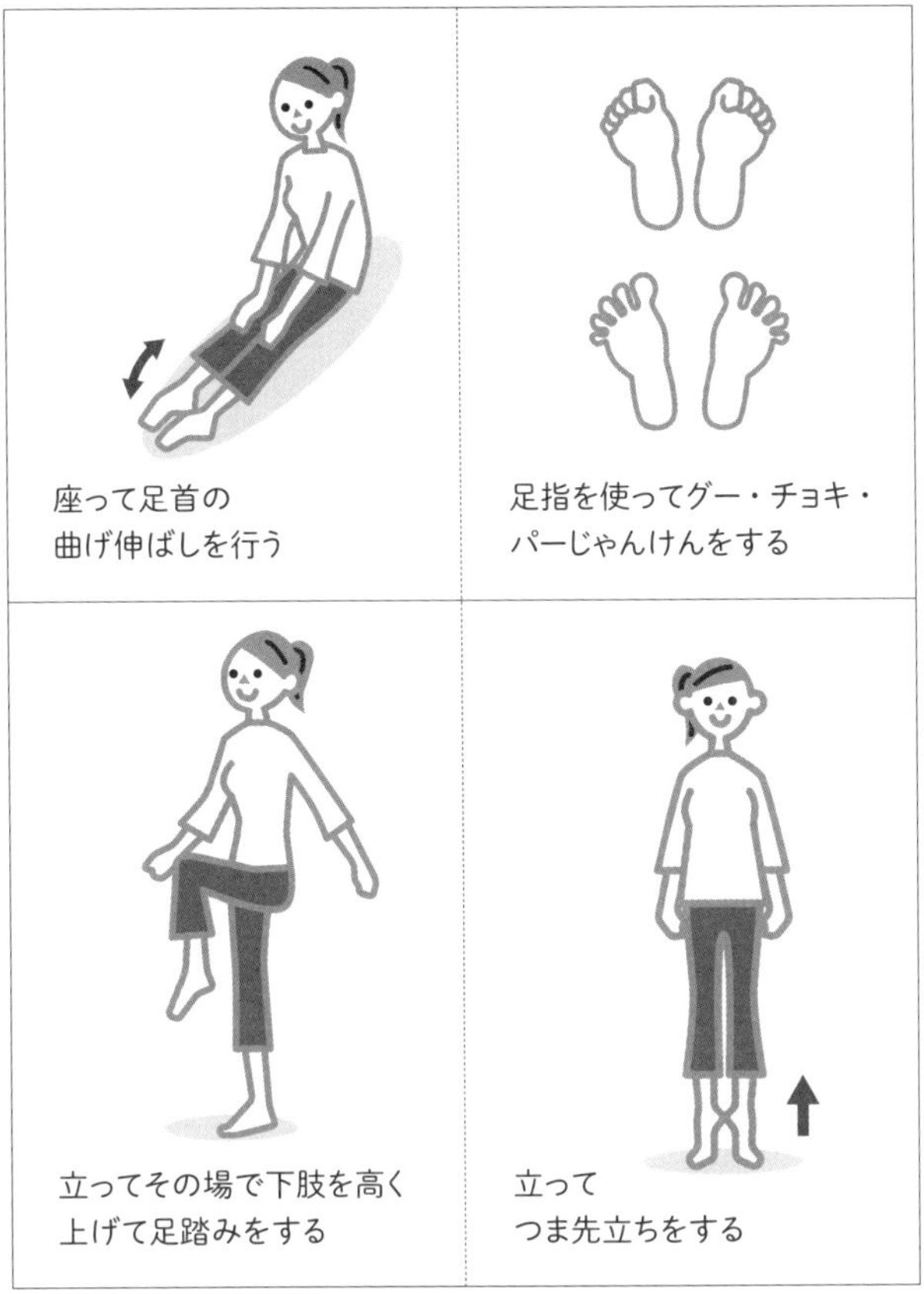

座って足首の曲げ伸ばしを行う

足指を使ってグー・チョキ・パーじゃんけんをする

立ってその場で下肢を高く上げて足踏みをする

立ってつま先立ちをする

医療用弾性ストッキングの着用

医療用弾性ストッキングは、一般のスポーツ用や美容用の弾性ストッキングとは違うものです。医療用は足首にもっとも強く圧迫圧がかかり、ふくらはぎ、膝、大腿部にいくにしたがって段階的に圧が弱くなります。これは、リンパ液や血液を上半身に向けて押し上げるように設計されているからです。

むくみの程度や皮膚の状態、年齢などに適した医療用弾性ストッキングを着用すると、リンパ液の流れが改善し、足のむくみが解消されます。すると足腰が軽くなって、歩行もスムーズになります。弾性ストッキングをはいたまま運動すると、むくみ解消の効果も増します。

なお、医療用弾性ストッキングは、「医師からの指示で、手術後のむくみに対して使用した場合」、保険適用の対象になります。

皮膚の清潔を保つ

蜂窩織炎の予防には、皮膚の清潔を保つことが大切です。子宮や卵巣を除去すると、女性ホルモンが不足して、皮膚は乾燥して汚れやすくなります。そのため、小さな傷からも細菌が感染しやすくなります。

清潔を保つためには、皮膚を石鹸で洗い、その後、ボディ用の保湿クリームなどで乾燥を防ぎます。手足の爪を短く切り、爪まわりの清潔も心がけましょう。

むくみがひどくなる前に保存的医療を

日常生活の工夫ではむくみがなかなか改善しなかったり、重症化しそうだったりする場合には、「保存的治療」を行います。これは運動やマッサージなどで症状の回復を図るリハビリテーションです。

リンパドレナージ（リンパ誘導マッサージ）

手術によって失われたリンパ管の代わりに、新しく発達した副行路を流れるリンパ液を想定しながら、マッサージを行います。

健康や美容目的で行われるリンパマッサージほど強くない、皮膚の表面を軽くさするような優しいマッサージです。病院では訓練を受けた看護師や理学療法士が指導します。

手技のポイントは、体の末端から心臓へ向けてマッサージをすることです。最初に、下肢のリンパ液の流れの入り口であり、もっとも滞りやすい鼠径《そけい》部や太ももの内側を、心臓方向に向けてマッサージします。次いで下腿、足の甲の順番で、下から上、つまり足元から太ももに向けてマッサージします。

これを1日3回、15~20分ほど行います。特に、入浴後にマッサージを行うと、血行もリンパの流れもよくなり、むくみもとれて、効果が期待できます。

下肢のリンパドレナージ

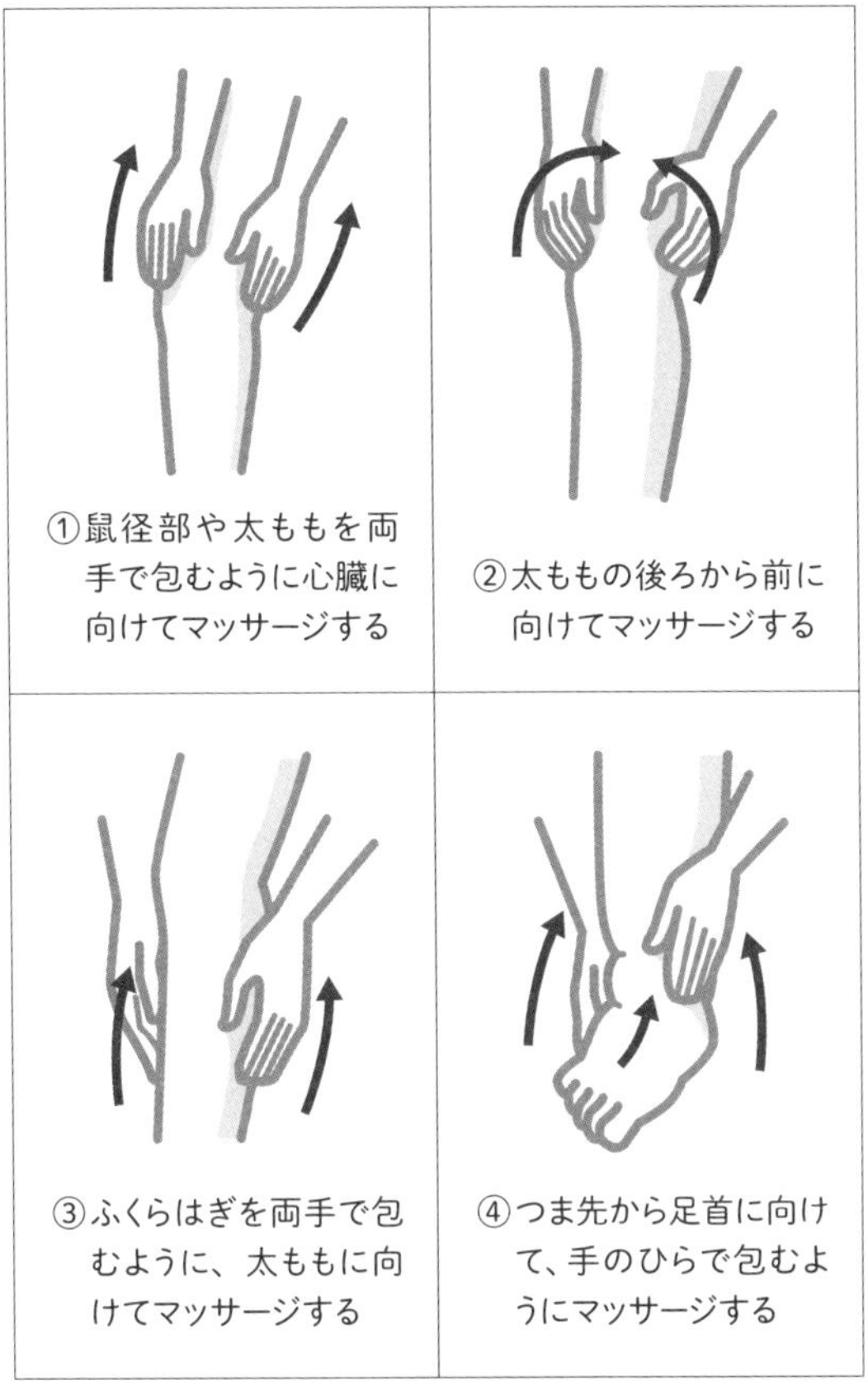

①鼠径部や太ももを両手で包むように心臓に向けてマッサージする

②太ももの後ろから前に向けてマッサージする

③ふくらはぎを両手で包むように、太ももに向けてマッサージする

④つま先から足首に向けて、手のひらで包むようにマッサージする

セルフリンパドレナージ

自分でリンパドレナージを行うときのポイントは、鼠径部を中心に、優しくマッサージすることです（左図）。滑りやすいよう手に保湿クリームをつけて、両方の手のひらで包むように、鼠径部や太ももの内側を心臓に向けて、丁寧に、念を入れてマッサージします。次いで、ふくらはぎや足の甲から太ももに向けても軽くマッサージしましょう。

むくみがあると、ひざや股関節を曲げることができず、ふくらはぎや足の甲のセルフマッサージは難しいものですが、鼠径部のリンパ液の流れがよくなれば、下肢のリンパ液の流れも改善します。、自分でできる範囲で十分です。

外科的治療が行われることもある

マッサージなどの保存的治療が効果を生まない場合には、外科的治療が行われる場合もあります。リンパ管と細静脈をつないでリンパ液の流れをよくする「リンパ管静脈吻合《ふんごう》術」などがあります。この手術は保険も適用されます。

腸閉塞は早期発見がポイント

腸閉塞は腸が癒着《ゆちゃく》して起こる便の通過障害です。おなかが張る、便やガスが出ない、吐き気がする、が3大症状。術後の経過観察を欠かさずに、早期発見が大切です。

腸閉塞は手術による腸の癒着が原因

腸閉塞（イレウス）とは、大腸や小腸が何らかの原因でふさがって通過障害を起こし、食べ物や消化液、ガスなどが停滞する病気です。

一般に、①おなかが張って苦しい、②ガスや便が出ない、③吐き気がする、が腸閉塞の3大症状といわれます。疑わしいときはすぐに受診しましょう。

手術が原因の腸閉塞がもっとも多くみられます。そのため、手術が終わっておなかを閉じるときに、癒着を防ぐ特殊なフィルムを腸の表面に貼りますが、それでも腸閉塞を起こすことがあります。

手術が原因の腸閉塞の種類と対処法

手術でよく見られる腸閉塞には、次の3種類があります。

麻痺性《まひせい》イレウス

麻痺性イレウスは、腸の蠕動《ぜんどう》運動が一時的に低下、あるいは消失して起こる通過障害です。

症状は比較的軽く、腹部の膨満感や嘔吐、腹痛や便秘、尿量の減少などがみられます。

主として術後数日内に発症するので、入院中に早期発見されることが多いタイプです。絶食と輸液（水分や電解質を静脈から点滴投与する）により処置されます。

癒着性《ゆちゃくせい》イレウス

手術によって腹膜に傷がつき、この傷が治るプロセスで、そこに大腸や小腸、腹膜が癒着して、通過障害が起こるタイプです。

癒着自体は自然な治療の過程で起こることなので問題はありません。ただし、癒着のしかたによっては腸が引っ張られて細くなったり、折れ曲がったり、ねじれたりして、不都合が生じることがあります。

症状としては、突然のキリキリと差し込むような腹部の痛み（疝痛《せんつう》）を何度も繰り返します。また、腹部膨満感や激しい吐き気、胃液や胆汁、ときには下痢便を含んだような吐瀉物《としゃぶつ》などがみられます。

重症になると、腹膜炎を併発することもあります。

手術後数日からみられますが、10年たってから発症することもあるので、右に説明したような症状が現れたときは要注意です。何度も再発する人もいます。

治療法としては、絶食や輸液が行われ、通過障害の症状が強いときはイレウス管（チューブ）を鼻から腸に挿入して、ガスや便などの内容物を排出させます。それでも症状が消えないときは、詰まっている部分をはく離したり、切除したりする手術が検討されます。

絞扼性《こうやくせい》イレウス

手術の傷が修復される過程でできる、ひも状の物質に腸がからまって、腸を締めつけるのが絞扼性イレウスです。血液が通わなくなり、腸の一部が壊死《えし》します。

腹部の激痛にさらされ、発熱や頻脈、冷や汗、顔面蒼白などのショック症状がみられます。緊急手術をしないと命にかかわります。

がんの再発による腸閉塞もある

手術の後遺症以外に、がんの再発によって起こる腸閉塞があります。特に子宮がんや卵巣がんは、腹腔内での再発が多く、腸が癒着しやすいのです。がんが1か所にポツンと再発して腸閉塞を起こした場合は、がんと癒着部分を切除することになります。

しかし、腹腔内にがんがばらまかれたように再発し、何か所か癒着が起こったときは、腸の健全な部分をつないでバイパスをつくるなどの手術が必要になり、治療は難しいものになります。

腸閉塞に対処する生活面での注意

腸閉塞に対しては、決定的な予防法がありません。しかし、術後によく起こる軽度の麻痺性腸閉塞には、以下のような対策が効果的です。

①食事は消化のよいものをとる。

②腹8分目にとどめて、食べすぎないようにする。

③ふだんから体を動かして、便秘を予防する。

④便秘がちなら早めに便秘薬を使って、おなかの中をすっきりさせる。

女性ホルモンの低下が招く「卵巣欠落症状」

卵巣を切除したり損傷したりすると、女性ホルモンの低下により更年期障害に似た心身の不調がみられます。症状が重いときはホルモン補充療法などを行います。

卵巣欠落症状は手術による卵巣の損傷が原因

閉経前に卵巣を切除したり、化学療法や放射線治療で卵巣にダメージを受けたりすると、女性ホルモンの働きが低下して、更年期と似た症状がみられることがあります。

更年期には不定愁訴といわれる更年期障害が生じますが、卵巣切除の後遺症として現れる更年期障害様の症状を、卵巣欠落症状といいます。

不定愁訴の症状は身体面、精神面に現れる

卵巣欠落症状は多岐にわたり、その現れ方には個人差があります。

身体的症状

代表的な症状はホットフラッシュといわれる、のぼせ、ほてり、発汗です。頭痛・頭重、動悸、肩こり、腰痛、膣乾燥感、性交痛などもよくみられます。

精神的症状

イライラ、不安、抑うつ、不眠、意欲減退、倦怠感、疲労感などが代表です。

起こりやすい病気

女性ホルモンのエストロゲンは、膣の分泌物を増やし、膣内を酸性に保って細菌の繁殖を防いで守っています。その分泌が低下することによって、細菌やカビが繁殖しやすくなり、細菌性膣炎やカンジダ膣炎が増えてきます。

また、エストロゲンは動脈硬化や骨粗しょう症を防ぐ働きをしています。そのため分泌量の低下により、コレステロール値が高くなり、心筋梗塞や脳梗塞の原因とされる、脂質異常症になやすくなります。さらには、骨がスカスカになり骨折しやすくなる骨粗しょう症も起こります。

そのほか、筋力の低下やしわの増加などにも関係します。

つらい症状には受診も必要

症状が重く、日常生活に差し支えるような場合には治療が必要です。

漢方薬による治療

漢方薬はその人の症状や体質、体格などから総合的に判断して処方される薬です。服用すると、失われた体内のバランスが整えられ、体質が改善され、症状を解消していきます。健康と病気の中間の状態である「未病《みびょう》」にも有効なため、特に更年期障害は漢方が得意とする分野です。

具体的には、体力がなく、血色も悪く、手足が冷え、疲れやすい人に「当帰芍薬散《とうきしゃくやくさん》」、体力は中程度以下で疲れやすく、のぼせ、肩こり、精神的不安やイライラ感がある人に「加《か》味逍遥散《みしょうようさん》」、体力は中程度で、手足は冷えているのにのぼせ気味で、めまいや肩こりがある人に「桂枝茯苓《けいしぶくりょう》丸《がん》」、体格はがっちりして体力もあり、便秘がちで、手足の冷え、のぼせ、肩こりがある人に「桃核承気湯《とうかくじょうきとう》」などがあげられます。これらは婦人科の代表的な漢方処方です。

ホルモン補充療法

卵巣の切除によって減ったエストロゲンを体の外から補充します。補充用には、飲み薬や貼り薬、塗り薬があります。

ただし、子宮体がんはエストロゲンが原因のホルモン依存性のがんなので、エストロゲンの投与は慎重に行います。そこで子宮体がん以外の、卵巣と子宮を切除した子宮頸がん・卵巣がんに、このホルモン補充療法を行います。卵巣を切除したが子宮は温存したという場合は、子宮体がんの発症を防ぐために、もう1つの女性ホルモンである黄体ホルモン（プロゲステロン）も補充します。

なお、ホルモンはずっと補充し続けるわけではなく、症状をみながら量を少しずつ減らし、最終的には補充しなくても症状が出ないような状態にもっていきます。

軽い症状は日常の工夫で乗り切る

日常生活での工夫はまず体調を整えるための食事です。栄養バランスを考えると同時に、食物繊維の多い食品や、必須脂肪酸のＥＰＡ（エイコサペンタエン酸）・ＤＨＡ（ドコサヘキサエン酸）などの多い青魚を積極的にとりましょう。また、ウォーキングなど体力に合った軽い運動を心がけ、ストレスの解消のために趣味や娯楽をもつとよいでしょう。

軽くみないで！ 術後の〝喪失感〟

子宮や卵巣の切除は深い喪失感と心の混乱を招きます。体調が回復するにつれ落ち着いてきますが、つらいときはカウンセリングを受けるのも一法です。

がんは体だけでなく心の病気でもある

子宮や卵巣を切除するという、女性にとってつらい治療を受けたあと、深い喪失感を覚える人が少なくありません。「子宮や卵巣がない自分は女性ではないのではないか」などと考え、周囲の心ないひと言に深く傷つき、激しく落ち込みます。

これは卵巣の切除による急激なホルモンの変化に心や体がついていけず、不安定になることも背景となって起こります。体調が元に戻るまでの数か月は、特につらい時期を過ごすことになります。

退院後もよくみられる心のトラブル

がんの患者にみられる心の病気では、適応障害、うつ病、せん妄が3大疾患といわれています。

適応障害

適応障害は、不安や不眠、食欲不振、体重減少などの身体的症状が生じる心の病です。がんという、命にかかわり、女性としてのアイデンティティを脅かす病気になった強いストレスが要因になります。

うつ病

重い精神症状に身体症状が伴う心の病です。精神症状としては憂うつ、抑うつ、不安、意欲の低下などがあります。身体症状としては動作が鈍い、頭痛・頭重、胸苦しい、喉が詰まった感じ、不眠、食欲不振などがみられます（→p136）。

せん妄

幻覚、妄想、焦燥感、興奮などの精神障害がみられます。名前、時間や場所などの記憶があいまいになり、昼夜の区別もなくなります。「私はだれ？ ここはどこ？」というような失見当識《しっけんとうしき》が生じ、認知症と間違えられることもあります。

心の変容に気づいたら心の相談室を訪ねる

がんに伴う心のトラブルは、入院・手術・術後のストレスの強い環境に置かれれば、だれにでもみられるものです。

突然せっぱ詰まった気持ちになったり、不安が広がったり、イライラが募ったりして、自分でも、これはなにかが違う、この状態から抜け出したいと思ったときは、早めに医師やカウンセラーに相談し、治療を受けましょう。がん患者の心の問題を扱う精神腫瘍科やサイコオンコロジー科を設置している医療機関もあります（→p74）。

語ることによって不安や悩みから脱出できる

不安や悩みを一人で抱え込まないことが第一です。家族をはじめ、医師や看護師、一緒に病気と戦っている患者仲間や友人などに、話を聞いてもらいましょう。心を通わせてくれる相手は、きっとあなたの話にじっと耳を傾け（傾聴）、理解を示し、「よかったね」「そのとおり」と、あなたの感情を受け止めてくれる（共感）でしょう。傾聴と共感によるコミュニケーションはストレス回避と、自信回復につながります。

よく寝て食べて、生活のリズムを取り戻す

無力感、脱力感、倦怠感を伴う落ち込みから脱出するためには、1日のリズムを整えて昼夜の区別をつけ、生活を立て直すことも必要です。仕事や家事、趣味や運動、遊び、外出などにより日中の活動量をできるだけ増やし、三度の食事を大切にし、夜には自然に眠くなるように習慣化していきます。

女性ホルモンは筋肉や脂肪からもつくられる

子宮や卵巣を女性らしさと結びつけますが、医学的には子宮や卵巣を失っても女性らしさが失われるわけではありません。女性ホルモンにしても、卵巣だけでなく筋肉や脂肪細胞からも、少量ずつですがつくられています。大豆が含有する大豆イソフラボン（ダイゼイン、ゲニステイン）は女性ホルモンと化学構造が類似していて、摂取すると不足する女性ホルモンを補うともいわれます。卵巣からの分泌が失われても、補うしくみがあるのです。

術後の〝性生活〟のこと

子宮や卵巣を切除しても腟が残っているなら、今までどおりの性生活が可能です。パートナーと話し合いながら、あせらず、恐れず、再開しましょう。

子宮や卵巣がなくても性生活を再開している

婦人科の手術を受けると、性生活はどうなるのかと悩み、「子宮や卵巣はなくなったのだから、もう、いいかな」「妊娠・出産の望みは断たれたのだから」と考えて、性生活をあきらめる人が少なくありません。

「性生活は子どもを産むため」と考えがちな日本人の国民性が大きく影響しているかもしれません。実際、単純子宮全摘出術を受けた37・5％、広汎子宮全摘出術を受けた59・4％は、術後まったく性交渉がないという、がん専門病院のデータがあります。しかし、裏を返せば、無回答を除いて、単純子宮全摘出術を受けた半数以上、広汎子宮全摘出術でも3割以上は、性生活を再開させているのです。

傷口が回復すれば性生活を再開できる

結論から言えば、子宮や卵巣がなくても、性生活は可能です。

子宮を摘出せずに卵巣・卵管などの付属器官だけを切除した場合は、傷口が治る術後2～3週間から性生活を再開できます。子宮頸部とその周辺を大きく切除する子宮全摘出術を受けた場合でも、腟の傷口が回復していれば術後6週間もたつと、性生活は可能です。

ただし、傷の回復には個人差があるので、主治医に確かめてから再開させましょう。

腟は手術で短くなるがホルモンの働きで回復

子宮や卵巣を切除する手術をするときには、腟も子宮頸部に近い部分で一部を切除します。前よりも腟は短くなりますが、卵巣が片方でも残っていれば、女性ホルモンの分泌により腟は伸びます。

左右の卵巣を切除した場合は閉経した女性と同じように、腟は萎縮して短くなります。膣の乾燥も手伝って性交痛が起こることもあります。それでもホルモン補充療法を行えば膣は伸び、手術前と同じような性生活を行うことができます。体位の工夫で、膣の短縮をカバーすることもできるでしょう。

放射線治療で膣が萎縮した場合は、組織が硬くなり、膣の滑らかさが低下して性交痛が生じます。これはホルモン補充療法では改善しないので、市販の潤滑剤（リューブゼリーなど）を使用して性交痛をやわらげます。

心の問題が性への興味を半減させる

手術後の性のトラブルとしては、膣の問題以外に、オルガズムの消失、性感の低下、性の満足度の低下、性行為への興味半減などがあげられます。

これらの原因は、身体的理由ではなく、多くの場合、性生活に興味がわかないという精神的理由が関係しています。「もう子宮や卵巣がない」「子どもを産めないのに性生活の意味があるの」という精神的ショックからくる性への拒否反応、「このままでは夫婦生活が破たんするのではないか」という焦燥感、「もし傷口が開いたら大変」「性生活ががんの再発を誘発するのではないか」という恐怖感や不安感です。

性交渉によって傷口が開いたり、再発を誘発したりするようなことはありませんが、精神的理由での性の障害は、比較的長く続きます。それでも体調が回復して手術前のような生活を取り戻すころには、精神的ダメージも薄れ、性生活も復活してくることが多くなります。

性の問題は2人で話し合いを

術後まったく性生活がない理由に、「相手が求めてこないから」というのが10％近くあったといいます。男性も女性に遠慮し、戸惑っているのだろうと推測されます。日本の女性は高齢になるほど性への興味は薄れ、日ごろの会話やスキンシップだけで、十分に満たされるという人もいます。性を意識せずに楽しく日常を送る気楽さを口にする人もいます。性生活は相手あってのことであり、女性は納得できても男性は納得できない、その逆もありで、難しい問題を含んでいます。

2人で時間をかけてきちんと話し合い、がんに罹患する以前の生活に戻れるように、素直な答えを導き出すことが大切です。

術後の健康を維持する日常生活のコツ［食事編］

食事は手術により失われた血液や損傷した組織を修復させるために大切な要素です。標準体重の維持を目標に、栄養のバランスがとれた献立を工夫しましょう。

栄養バランスのとれた食事で健康を守る

手術前のような体調を回復するためには、栄養バランスのとれた食事をとる必要があります。栄養は治療によって損傷した細胞を再生させ、細菌による感染症などを防ぎます。

基本は1汁3菜

食事は朝・昼・晩の3食に間食を加え、1日4~5回に分けてとります。食事スタイルは、主食と主菜、副菜を組み合わせた1汁3菜（主菜・副菜2品に汁とごはん）を基本に考えます。

ごはんは糖質や脂質を含み、体のエネルギー源になります。主菜は魚や肉、卵、豆、乳製品によるおかずで、良質のたんぱく質が血や筋肉をつくります。副菜は煮物、酢の物、和え物、納豆など、野菜や海藻、果物からなるおかずで、ビタミンやミネラルを含み、栄養の代謝をよくし、体の機能を正常に保ちます。

食事は栄養のバランスが大切で、1汁3菜は、体に必要な栄養が自然にとれる理想的な食事スタイルといわれます。

がんを抑制する効果がある食品

米国がん研究財団では「がん予防15か条」、日本では国立がんセンターが「がんを防ぐための新12か条」を公表しています。その中からがんを抑制する食品のとり方をピックアップします。

- 野菜や果実の1日摂取量は350g。そのうち120gはにんじん、ブロッコリーなどの緑黄色野菜でとる。
- 根菜類、豆類、穀類などの繊維質の多い食品を欠かさない。
- 魚・肉・卵などのたんぱく質は、1日の摂取量が男性60g、女性50gを目安にする。
- 動物性脂肪の多い食品は控えめにとる。

- 塩分の1日の摂取量は男性8g以下、女性7g以下に。
- こげたもの、熱すぎるもの、カビが少しでも生えたものは避ける。
- アルコール飲料は、女性の場合、日本酒は0・5合、ビールは大瓶2分の1本、ワインはグラス1杯、ウィスキーはシングル1杯。（男性はその倍）
- 食品添加物や残留農薬に注意して食品を選ぶ。

健康を維持する標準体重を保つ食事

手術後の体調管理で大切なことは、体力のもとになる標準体重を維持することです。もっとも病気にかかりにくい標準体重は、「BMI＝22」といわれることから、あなたが目標とする体重を、次の計算式で求めましょう。

身長（m）×身長（m）×22

太りすぎの場合の食事

- 三度の食事は、食事と食事の間が4〜5時間になるように規則正しくとると、自然に食べすぎを防ぐことができる。
- 食事の量を減らすのではなく、栄養のバランスをとることがやせるポイント。朝はごはんやパンなどの穀類を欠かさずにとり、エネルギーを補給する。昼は簡単にすまさないで、血や肉をつくる肉や魚などのたんぱく質を必ずとる。夜は野菜中心のビタミン・ミネラルが多い食事を心がけ、体の生理的機能を整える。
- 食事はゆっくり時間をかけ、少量で満腹感が味わえるように心がける。寝る2時間前からは食物を口にしない。

やせが気になるときの食事

- 胃腸が弱く、食が細い傾向にあるので、少量でもエネルギーが高い肉や乳製品を使って、消化のよい献立を工夫する。
- エネルギー源となるごはん、パン、めん類は欠かさずとるようにする。白いごはんではなく混ぜごはんにするなど、見た目に変化をつけると、食欲の増進を促す。
- 1回の食事量は少なくても、食事の回数を4〜5回と増やし、エネルギー不足を解消する。
- 1日の食事で、肉、魚、卵、牛乳・乳製品、大豆・大豆製品、緑黄色野菜、海藻、いも、果物、油脂の10種類の食品をとるようにして、栄養素を万遍なく摂取する。量はそれぞれ少なめでかまわない。

術後の健康を維持する日常生活のコツ［運動編］

運動は体力や筋力、気力を回復させ、治療効果を高めます。たとえ運動ぎらいでも、家事・雑事で身体能力を高めれば、運動と同じ効果を得られます。

運動で体調を回復させる

術後は安静を求めて、運動不足になりがちです。運動不足は、がんの後遺症であるリンパ浮腫や便秘、腸閉塞を悪化させることにもなります。米国対がん協会では、２０１２年度のガイドラインで、手術をしたがん患者に、「なるべく早く日常の生活に戻るためにも、定期的な運動が必要」と呼びかけています。

治療の副作用を軽減する運動の利点

運動には、治療による副作用に対しても、次のような効果が認められています。

①子宮全摘出術によって生じる便秘や腸閉塞、リンパ浮腫などの悪化を防ぐ。

②放射線治療や抗がん剤治療により生じる、白血球数や赤血球数の減少、貧血を改善して、疲労感や倦怠感を軽減する。

③化学療法やホルモン療法などが原因で生じる、筋肉量や骨量の低下を防ぎ、骨粗しょう症を予防・改善する。

④子宮や卵巣の喪失感から生じる、適応障害やうつ病などの心の問題を防ぎ、病気によるストレスを軽減する。

体力や筋力を回復させて健康な生活を送るためには、運動面からのアプローチが欠かせません。退院したら、なるべく早めに運動を始めましょう。

週に3〜5日は、1日30分以上の運動を

がんの再発のリスクを減らすためには、ストレッチや有酸素運動を１日30分以上、１週間に３〜５日、行うことが必要とされます。

【ストレッチ】

ただし、卵巣切除などの治療内容によっては、骨粗しょう症による骨

折に注意を要することがあります。ストレッチはイスに座ってできる、直接、骨に負荷がかからないような運動を選びます。

【有酸素運動】

酸素を取り入れながら行う、体に負担が少ない運動です。長時間続けることができます。有酸素運動としてはウォーキング、ジョギング、水中エアロビクスなどがあります。

【筋力トレーニング】

瞬間的に強い力を出す必要がある無酸素運動で、筋力を鍛えます。腹筋、腕立て伏せ、ダンベル、チューブなどの器具を使用するウエイトトレーニングが該当します。

激しすぎる運動は心臓に負担をかけ、関節を痛めることもあります。体全体が汗ばむ程度の運動量にとどめることを心がけましょう。

ウォーキングのコツ

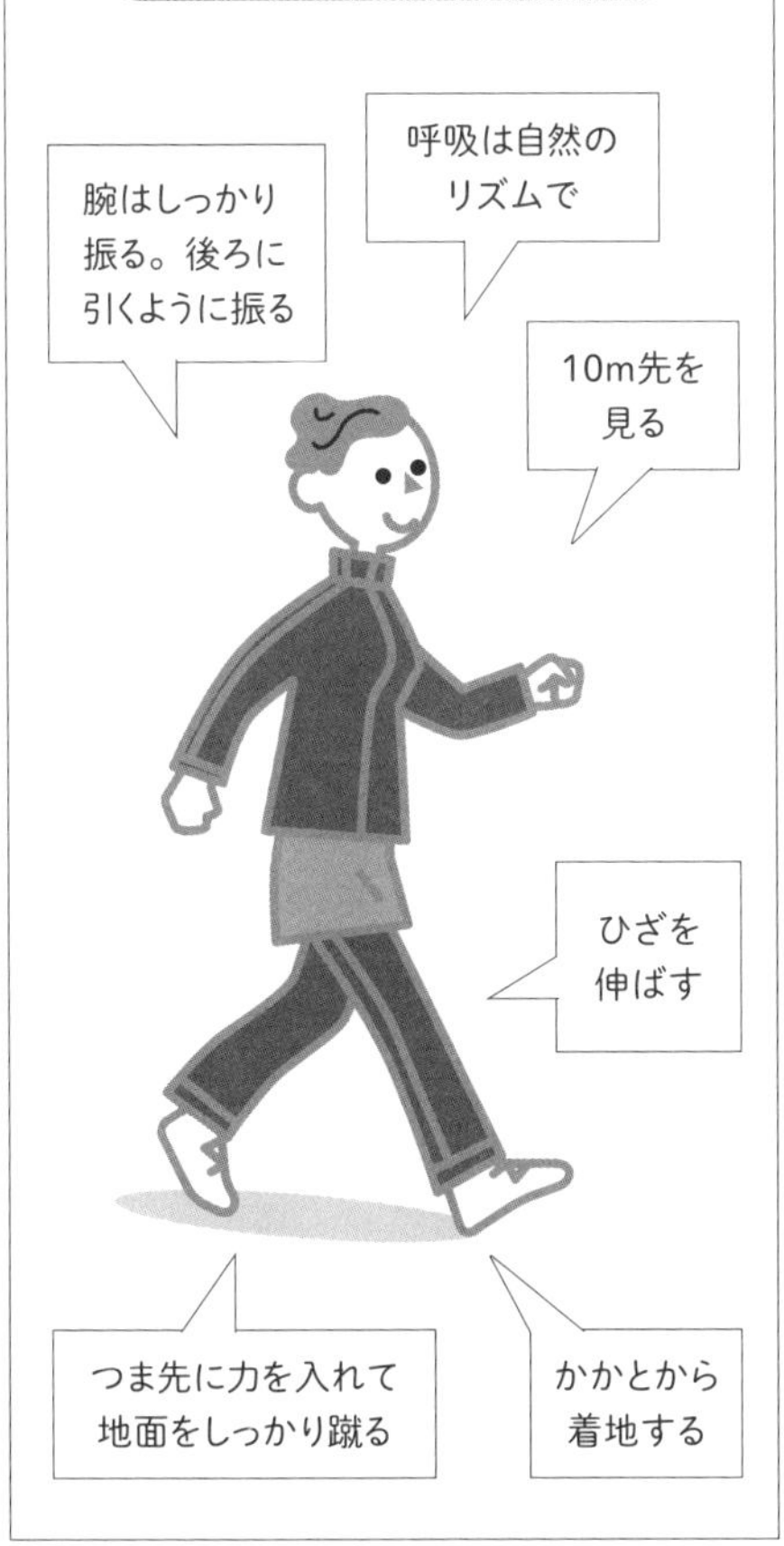

呼吸は自然のリズムで
腕はしっかり振る。後ろに引くように振る
10m先を見る
ひざを伸ばす
つま先に力を入れて地面をしっかり蹴る
かかとから着地する

運動ぎらいは散歩や家事で身体活動を高める

運動ぎらいや運動が苦手な人には、散歩をすすめます。常に万歩計を装着して、歩いた歩数を記録してみましょう。外出するときは、1駅先まで歩いたり、駅ではエレベーターやエスカレーターを避けて階段を利用したりしてみましょう。買い物ついでに町内を散歩してみるのも、運動と気分転換を兼ねることができます。

また、運動する時間がないという人は、家事や仕事を行う際に、意識して体を多めに動かすだけでも、累積すれば運動に匹敵する活動量になります。厚生労働省では、65歳以上の場合は、強度を問わず身体活動（運動・仕事・家事などの生活活動）を、毎日40分以上行うように推奨しています。

健康な毎日を送るための日常生活のコツ［ストレス発散編］

治療後も副作用や再発についてのストレスは続きます。病気以外のことに目を向け、自分なりに気持ちを立て直す方法を身につけましょう。

ストレスは放っておくと心身の健康を害する

ストレスとは、外部からの刺激に対して起こる極度の緊張状態のことをいいます。

術後は、子宮や卵巣を失った喪失感、なかなか改善しない副作用や後遺症、今後起こるかもしれない再発や転移の不安感が、ストレスの原因になります。

ストレスは早めに解決することが大事です。放っておくと健康を害し、胃腸障害や心臓病、高血圧、自律神経失調や不眠症、うつなどの原因になることがあります。

ストレスのサインを知っておく

ストレスは目に見えるものではありませんが、その反応は身体面や心理面、行動面に具体的な症状として現れます。

【身体面】動悸、息切れ、血圧上昇、食欲がない、疲労感がある、やせてきた

【心理面】妙にもの哀しい、憂うつ、不安、強いイライラ、落ち込み、無力感が強い、やる気がない、落ち着かない

【行動面】眠れない、早朝に目が覚める、人との接触を避ける、正体がなくなるまでお酒を飲む、だらしなくなる

よくみられるうつ症状

うつの中心的な症状は、①抑うつ気分（憂うつな気分）と、②興味や喜びの著しい減退です。次のような症状が2週間以上続くようなら一度受診してみましょう。

・憂うつで気分が重い、気分が落ち込む
・何をしても興味や喜びを感じない
・疲れているのに不眠が続く、または眠っても疲れがとれない
・せき立てられるようで落ち着かない
・自分を無価値に思い、自分を責める
・思考力、集中力がなく、物事が決められない
・死にたくなる

ストレスが生じても自分ではなかなか気づきにくいものです。しかし、たとえば「ストレスがあると、時間の多くを探しものに費やすようになる」「いやなことが生じるとおなかの調子が悪くなる」など、精神的に緊張した際に、自分にはどういう行動や症状が多くみられるかを自覚しておくと、早めにストレスに気づくことができます。

ストレス解消のあの手この手

運動と休養で疲れをとる

不眠ぎみであったり、体調がすぐれなかったりすると、普段は気にならないことが気になり、よけいストレスを強く感じます。こういうときは、心身をリラックスさせる腹式呼吸や、関節や筋肉を柔軟にするストレッチなどを行いましょう。その後、明日に向かって自分を立て直すために、十分に休養をとります。

声を上げて笑う

笑うとがん細胞を攻撃するナチュラルキラー細胞が活性化するので、免疫力を高めるといわれます。また、笑うことで気分がよくなれば、ストレスも解消されますし、プラス思考にもなれます。落ち込んだときこそ、笑いが必要です。

新しい知識、正しい知識をもつ

がんの治療方法は日々進んでいます。新しい知識や正しい知識を身につけることで、悩みや不安は徐々に解消されていきます。新聞などの情報に注意し、病院や保健所などが主催する患者のための公開講座や講演会などにも参加してみましょう。

気分転換をはかる

1日中、がんのことや再発・転移のことを考えていたら、自らストレスを誘っているようなものです。仕事でも、趣味でも、ボランティアでも、運動でも、自分が好きなことや興味のあることに打ち込んでみましょう。病気以外のことに目を向けて、緊張をほぐします。

相談相手をみつける

「自分一人でこの不安やつらさをのり越えなければ」と思っていると、緊張感は高まり、ますます不安は増し、悩みは深くなります。家族以外にも、身近に共感をもって傾聴してくれる病気仲間や友人をもちましょう。よく話し合い、わかり合うことによって、解決の糸口をみつけることができます。

コラム

退院後に急な受診が必要な場合

退院後、体の不調に襲われることがあります。こんなときは悩んでいないで、すぐに医療機関に電話し、症状を告げ、受診したほうがよいかどうかを尋ねることが大切です。

また、退院時や最初の定期検査時に、どんな症状のときに病院に連絡したらよいか、緊急の連絡方法や受診方法を確かめておきましょう。

こんなときは迷わず緊急連絡、緊急受診

●手術後

便やガスが出ず、吐き気や嘔吐、腹痛などを伴うときは腸閉塞が疑われます。

発熱と腹痛がある、発熱以外に下腹部や足のつけ根などが赤く腫《は》れ、痛みがある場合は、リンパ嚢胞《のうほう》の感染やリンパ浮腫が考えられます。

●外来で抗がん剤治療中

38度以上の発熱や出血、吐き気や嘔吐がある場合は、血中の好中球が減少している可能性があります。下痢が続き、日常生活に支障をきたす場合は、脱水症の恐れがあります。

●放射線治療後

照射した皮膚表面からの出血があるときや、下痢や食欲不振が続き、体重が減少するなどの症状があるときは、放射線治療の副作用の恐れがあります。

●女性ホルモン療法中

足が急に腫れたり痛んだりするとき、胸が痛み、息苦しく冷や汗が出るときは、血栓症が心配されます。

●分子標的薬・ベバシズマブの投与中

目の見え方がおかしい、吐き気がする、意識が薄れる、呼吸困難をともなう胸の痛みがある、発熱をともなう腹痛があるなどの場合は、薬の重篤な副作用の恐れがあります。

第5章

再発・転移について、これだけは知っておいてほしいこと

再発・転移は、初回の治療後2〜3年以内に多いといわれます。再発したときの治療は、化学療法が基本になります。副作用も初回より強くなりますが、定期検査などで早期に再発がわかれば治療効果も高まります。

最低5年間は、外来で診察を受ける

退院後5年間は、フォローアップ外来で定期検査を受けます。5年を過ぎると再発率はかなり低下し、がんはほぼ治ったと考えられます。

がんの再発・転移は術後2～3年が多い

がんが最初にできた場所（原発部位）の周辺でふたたび発症することを、局所再発といいます。原発部位とは離れたところにできるケースを遠隔転移、または遠隔再発といいます。子宮がんや卵巣がんなどの婦人科系のがんでは、術後2～3年の再発・転移がもっとも多くみられます。

5年を過ぎると再発・転移の可能性はかなり減ってきます。そこで、5年が一応、フォローアップの目安になり、外来での定期検査と診療も終わります。

5年生存率について

5年生存率とは、がんの治療または手術を受けて5年後に生存している人の割合です。この中には、「最初の治療以降がんが再発せずに5年間を過ごしてきた人」、つまり、がんがほぼ治ったといっていい人のほかに、「途中でがんが再発・転移したけれど、治療を受けながら5年後も生存している人」「がんが手術で完全には取りきれないで闘病しているが、5年間を乗り切ってきた人」などが含まれます。

したがって、5年生存率100％といっても、全員が再発も転移もみられなかったということではありません。また、5年生存できなかった人の中には、がんだけでなく、交通事故やほかの病気で死亡した人なども含まれます。

全がん協会5年相対生存率

2004～07年診断症例

	子宮頸がん	子宮体がん	卵巣がん
Ⅰ期	92.3％	94.9％	87.7％
Ⅱ期	77.6％	90.6％	66.4％
Ⅲ期	57.8％	66.2％	43.1％
Ⅳ期	21.8％	18.8％	28.7％

定期検査による早期発見が再発転移の予防になる

がんの再発・転移は5年が目安と述べましたが、それ以降、完全にリスクがゼロになるわけではありません。まれではありますが、10年たっても再発する場合があります。

がんの再発・転移を予防する確実な方法は今のところありません。いずれも早期発見することが命を守る最善の策になります。少なくとも5年間の定期検査は欠かさず受けましょう。できれば10年間のフォローアップがすすめられます。

定期検査の内容

定期検査では、次のような診察と検査が行われます。

【診察】

・内診

子宮頸がんや子宮体がんの再発は多くの場合、骨盤内で起こります。内診によって腟側から骨盤内の状態をチェックします。

卵巣がんの場合、多くは骨盤外に転移しますが、骨盤内に転移することもあるので、内診を行う場合があります。

【検査】

・細胞診

がんの再発は子宮を切除された腟の端（断端）の細胞によくみられます。その部分の細胞診を行い、異型細胞（正常細胞と形が異なり、がんに移行する危険性がある細胞）や、がん細胞の有無を調べます。

・画像検査

遠隔転移を発見するために、胸部エックス線検査やCT検査、MRI検査などを適宜行います。

卵巣がんでは、細胞診と同時に、経腟超音波断層法検査も行います。

再発や転移が疑われるときには、PET-CT検査、骨シンチグラフィーなどの核医学検査を行います。

・腫瘍マーカー

血液検査項目で、CA125、SCCなどとあるのは腫瘍マーカー（→p49）です。体内にがんができると、健康なときにはあまりみられない特殊なたんぱく質がつくられ、血液中に放出されます。腫瘍マーカーはこの物質に反応して、がんの存在を示します。

再発はマーカーの数値が急激に上昇したときに疑われます。しかし、ほかの理由で数値が上昇することも多く、数値が高いからといってがんが再発・転移したとはいえません。

ほかの細胞診や画像診断などの検査結果などをみながら、再発や転移は判断されます。

生活習慣を正して再発リスクを下げる

がんは生活習慣病の1つです。それまでの生活を見つめ直し、がんの発生と密接に関係する喫煙、過度の飲酒、食生活の偏りなどを改善して、健康を維持しましょう。

生活習慣の乱れががんの原因になる

国立がん研究センターによると、男性のがんの53・3%が、また、女性のがんの28・8%が、生活習慣やウイルス感染が原因とされています。

がんの再発を予防するには、生活習慣を改め、健康を維持することがなにより大切です。

タバコは子宮頸がんや卵巣がんの原因にもなる

タバコは肺がんだけでなく、子宮頸がんや卵巣がん（粘液性）の原因にもなります。

2011年の国民健康・栄養調査によれば、女性の喫煙は増加傾向にあり、9・7%でした。そのうち42・8%の人は、タバコをやめたいと思っているのに実行できていないと答えています。

喫煙をやめたいと考えているなら、この機会に禁煙外来などに通って、きっぱりとタバコをやめるようにしましょう。

なお、本人が吸わなくても、周囲が吸うタバコの煙、つまり副流煙を自分の意思とは関係なく吸い込むことがあります。これを受動喫煙といい、がん発症の原因になっており、深刻な問題とされています。

お酒も度が過ぎればがんの原因になる

少量のお酒は〝百薬の長〟といわれますが、国立がん研究センター予防グループは、次のような調査結果を発表しています。

①お酒も量が過ぎればがんになりやすい

アルコールそのものに、発がん性があるからです。

②飲酒に加えて喫煙の習慣があると、さらにリスクは高まる

「アルコールを分解する酵素が、タバコの煙に含まれる発がん物質を活性化するのではないか」といわれています。ただし、その理由やメカニズムは、はっきりしていません。

また、WHO（世界保健機構）によれば――

③少量の飲酒で顔が赤くなる、お酒に弱い人は、さらにリスクが高い

お酒に弱い人とは、アルコールと、その代謝産物であるアセトアルデヒドを分解する能力の低い人のことです。アセトアルデヒドも、発がん性が認められている物質です。

子宮がんや卵巣がんと、喫煙・飲酒との因果関係を示すデータはまだ出始めたところで少ないのですが、研究は進んでいます。少なくともタバコはやめること、飲酒は適量を守ることが、がんを遠ざけます。

野菜や果物をたっぷりとり がんを抑制する

国民健康・栄養調査をみると、日本人の、野菜の摂取量は、1日あたり平均293・6g、女性では288・7gで、目標に届いていません。野菜の摂取が不足しているのです。

野菜には、がんの原因の1つである活性酸素を除去する、ポリフェノールをはじめとした抗酸化物質がたくさん含まれています。野菜は1日350g（5皿分）、果物はミカン2個分を目安に摂取しましょう。

一方、アメリカの国立がん研究所では、がん抑制効果がある植物性食品を「デザイナーフーズ・ピラミッド」として発表しています（下表）。

これは、今までのがんの調査研究のデータに基づき、抗がん作用や抗酸化作用など、がんを抑制する効果が認められた約40種の野菜や果物について、効果の高いものを頂点に、ピラミッド状に示したものです。食材を選ぶ目安になります。

がん抑制効果のある食品

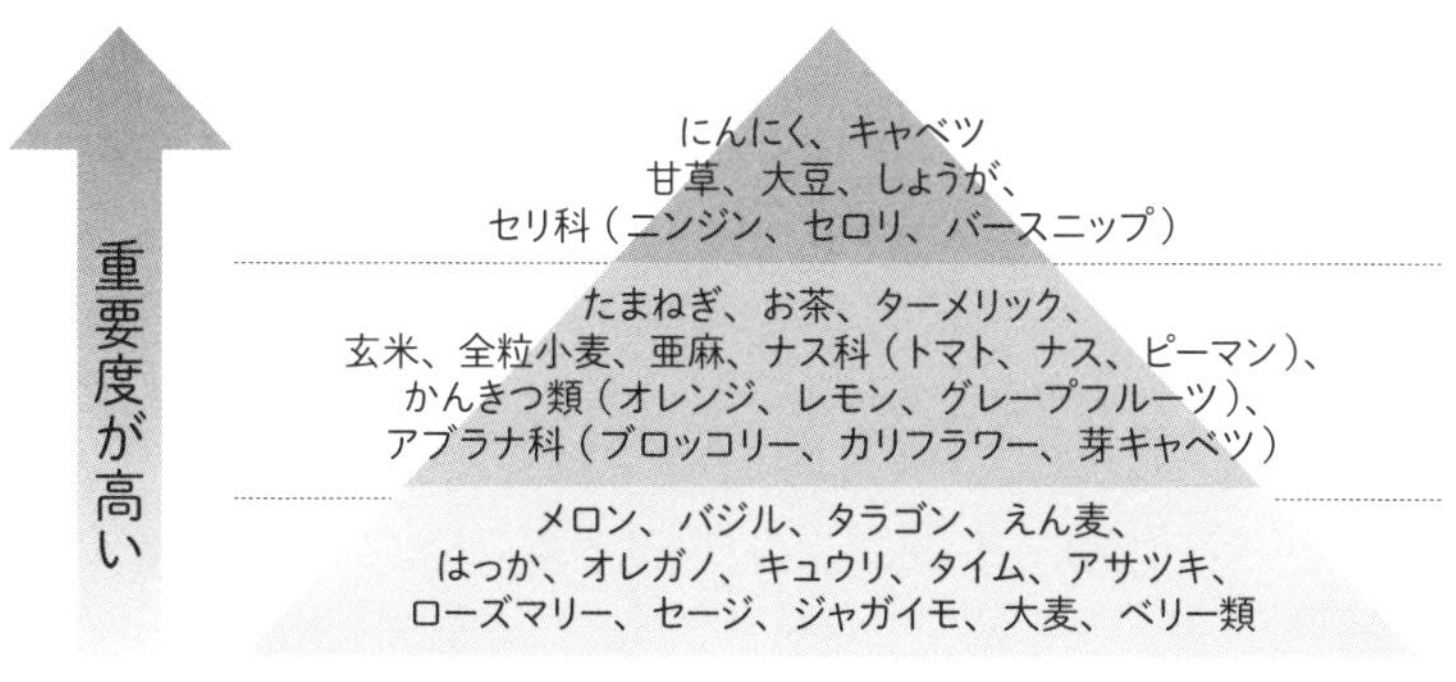

（資料：アメリカ国立がん研究所）

再発したときの自覚症状を理解しておく

潜んでいたがんが増殖を始め、再発・転移することがあります。
そのときの自覚症状を知っておき、早めに対処することが肝心です。

再発しやすい部位 遠隔転移しやすい部位

最初の治療のときにがんが進行していれば、それだけ再発・転移の可能性は高くなり、またその治療も難しくなります。

子宮頸がんの場合、再発・転移しやすいのは骨盤内です。子宮を温存していれば子宮頸部、子宮を切除していれば腟の先端部分（断端）が再発や転移の多い部位です。

そのほか、骨盤内のリンパ節や骨盤壁、隣接する膀胱や直腸にも再発します。これを「局所再発」といいます。

子宮頸がんでは、圧倒的に局所再発が多くみられます。がん細胞が血流やリンパ液に乗って遠隔転移する場所は、ほぼ決まっています。肺や肝臓、骨盤・傍《ぼう》大動脈リンパ節、骨、脳などです。

子宮体がんも、卵巣がんも、同じような場所に局所再発や遠隔転移をします。

特徴的なのは、子宮頸がんに比べて骨盤外に再発することが多くみられることです。

卵巣がんの場合は、腹腔内の腹膜に、ぱらぱらと種をまくようにがんが広がることがあります（播種性転移→p95）。

再発・転移の自覚症状

再発・転移を疑う自覚症状には、次のようなものがあげられます。少しでも気になる症状があれば、自己判断しないで、必ず受診して、再発・転移ではないことを確認しておきましょう。

骨盤内再発の場合

・性器出血と茶色のおりもの

手術後6か月以上たってから、出血やにおいのある多量の茶色のおりものがあった場合は、再発の疑いがあります。

ただし、腟の縫合部の肉芽からの出血やおりものの場合は、がんではなく、糸を除けば治ります。

・しこり

腹部や皮膚、リンパ節にしこりがあるときは、まず受診しましょう。がんの場合は一般に硬くて大きいのですが、そうでない場合もあるので、しこりに触れたら放置しないですぐに受診します。

なお、しこりと思われたものが、腹部にたまった便だったり、かぜなどの感染症によるリンパ節の腫《は》れだったりすることもあります。

・痛み

腫瘍が大きくなると骨盤神経や坐骨神経が圧迫されて、足腰が痛みます。また、骨転移によって骨盤や背骨が痛むことがあります。卵巣がんの腹腔内再発で、おなかが重苦しく痛むこともあります。

ただし、がん以外の原因による痛みも多くあります。

・血尿・血便

再発したがんが、腸や膀胱に浸潤すると、血尿や血便が出ることがあります。放射線治療の副作用による場合もあるので、早めに受診して確認しましょう。

遠隔転移の場合

しつこい咳《せき》が肺転移の発見のきっかけになることもあります。かぜをひいてもいないのに咳が続くときは、レントゲン検査を受け、原因を確かめましょう。

その他の臓器への転移では、症状が出ないことがあります。特に肝臓、リンパ節などに転移したときは、無症状のことがあります。定期検査を欠かさず受け、早期発見することが大事です。

子宮がん・卵巣がんの原発部位と再発・転移部位

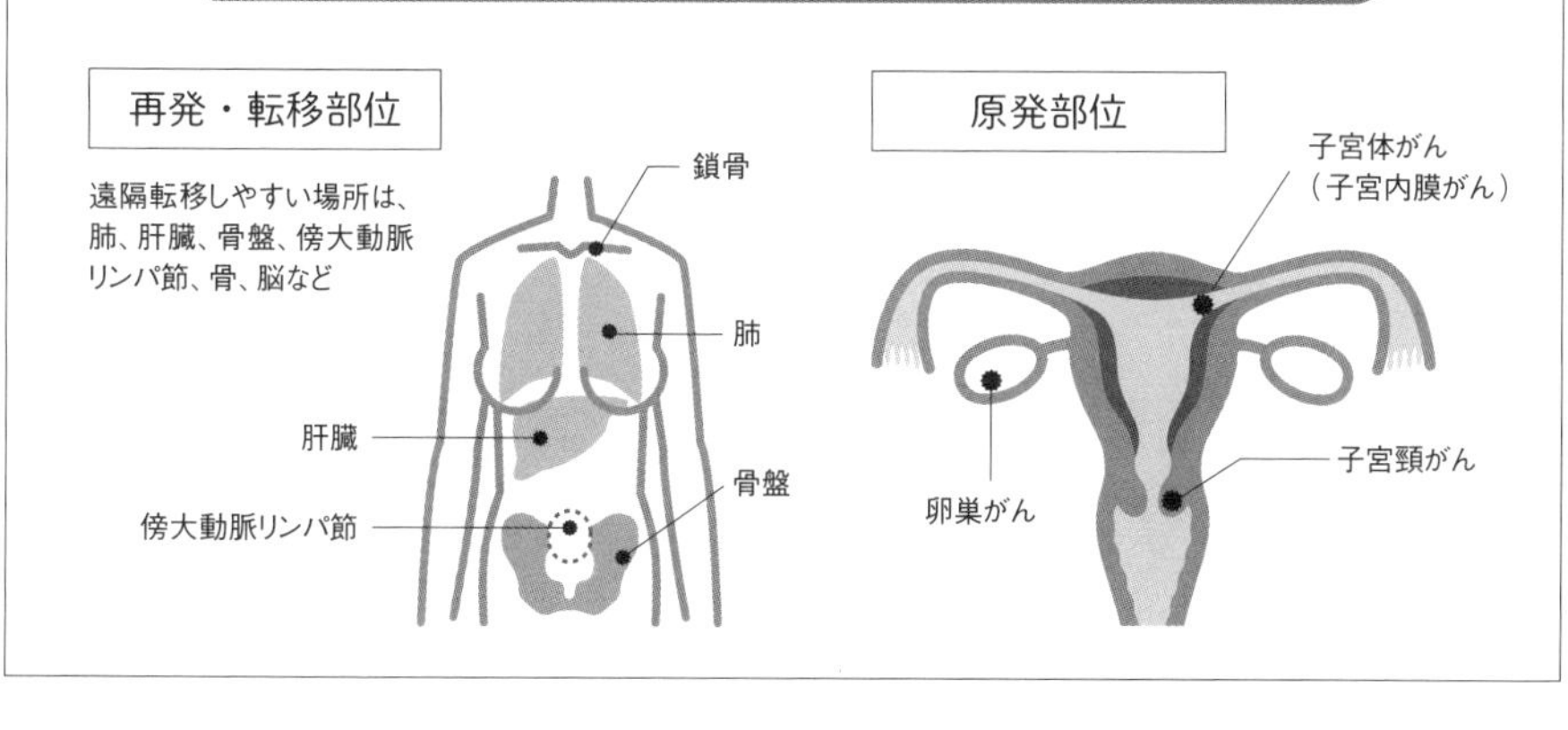

再発・転移したときの治療法

再発・転移したときは、慎重な検査のもとに経過観察し、再発の診断をつけてから治療に入ります。いろいろな方法を探りながらの治療になります。

再発を慎重に確認し治療方法を探る

再発・転移したときの治療法は、がんの種類や初回の治療内容、転移・再発の範囲によって異なります。通常は、再発までの期間が長いほど症状は軽く、治療成績もよいといわれます。ただ、必ずしも標準的な治療があるわけではなく、さまざまな方法を探りながらになります。

再発・転移の治療の副作用や後遺症は初発のときより強い

再発・転移の治療は、それまでの治療経過が大きく関係します。

たとえば、最初に手術と抗がん剤での治療を行っている場合でも、再発の状態によっては再度の手術も可能です。

しかし、すでに放射線治療を行っている場合は、照射した組織が硬くなっているので、再度の放射線治療も手術も難しくなります。

再発・転移したときの治療の副作用・後遺症は、初回のときより強くなるので、その辺も考慮しながら治療法が検討されます。

初回の治療を知る主治医とよく相談を

再発したときに、病院を変える人

高齢者の治療法

高齢になると、腎臓や肝臓などの機能が低下し、複数の病気を抱えていることが増えます。体に大きな負担がかかる手術は、副作用や合併症も起こりやすくなります。放射線治療では体重減少などの後遺症が出やすくなります。そこで、患者の平均余命や体力、意欲なども考慮して、治療法を決める必要があります。ただし、抗がん剤治療に限っては、痛みや副作用を除く治療法（支持療法）が進歩しており、通常の方法で効果を得ることができるといわれます。

もなかにはいます。再発したことや転移したことへの不信感が生じ、不安から逃れたいという理由もあるでしょう。

しかし、がんの状態や初回の治療法、治療後の経過をいちばんよく知っているのは主治医です。それに、最初から診ている患者に対しては、どうにかして治してあげたいという思いも強いものです。まずは主治医とよく相談し、納得して再治療を受けることが重要です。

再発個所が少ないときは 手術、放射線治療

1~2か所の再発なら手術

がんの治療法としてベストなのは、がんに侵された組織を切除する手術です。

再発・転移した場合でも、がんが1~2か所の限定したものなら、手術を検討します。ただし、初回よりも大がかりな手術になることもあります。

初回で行っていない場合は 放射線治療も

エックス線やガンマ線、電子線を使った放射線治療を、初回に行っていないときの局所再発や、1~2か所のみの再発・転移のケースでは、放射線治療も治療効果が上がります。組織がダメージを受けていないからです。

複数個のがんは抗がん剤治療

臓器の表面などに種をパラパラまいたように再発するがんの場合は、全身治療である抗がん剤が有効です。目に見えていない微小ながんにも、効果を発揮します。

再発治療での 抗がん剤の使い方

初回治療で抗がん剤投与を行う卵巣がんの再発治療では、再発までの期間によって、抗がん剤の使い方が異なってきます。

- 6か月以内に再発したときは、初回とは異なる薬を使う。
- 6か月~12か月以内に再発したときは、初回と同じ薬、または1種類だけ変更して組み合わせた薬を用いる。
- 12か月以上たってからの再発には、まずは初回と同じ組み合わせの薬で治療する。

いずれの場合も、患者さんの全身状態がよくないときには、1種類のみの抗がん剤を使用し、痛みや副作用など体への負担を軽減することもあります。

再発・転移した場所や状態による治療法の違い

局所再発の場合

・腟断端のがん再発

手術で残した腟の切断面にがんが再発した場合、初回が手術治療のみなら再発治療は放射線治療になります。外照射と（腟）内照射を併用します。

初回に放射線治療も行っていた場合は、ガンマ線の照射ではなく、放射性物質のイリジウムを用いて（腟）内照射をします。

・腟壁のがん再発

腟壁の粘膜にがんができた場合は、ガンマ線か、イリジウムを用いた（腟）内照射を行います。

・腹腔内のがん再発

がんが局所に固まってできている場合は、手術で切除します。がんが大きい場合には、先に抗がん剤治療でがんを小さくして、様子をみながら手術をすることもあります。

遠隔転移（再発）の場合

遠隔転移した肺や肝臓のがんの組織型（細胞の形や性質などをもとにした分類）は、子宮頸がんや子宮体がん、卵巣がんと同じです（原発の肺がんや肝臓がんとは組織が異なる）。したがって、治療は子宮頸がんや子宮体がん、卵巣がんが基準になります。

・腹膜播種

腹膜にがんが散らばって再発（腹膜播種）した場合は、手術や放射線治療で取り除くことは困難です。全身療法の抗がん剤治療を行います。

・リンパ節転移

全身に効果のある抗がん剤を投与して様子をみます。鎖骨上窩リンパ節など、がんの切除が可能な場合は手術を行い、その後、放射線治療を追加します。

切除が難しい場合は、放射線治療を行います。

・肝臓転移

がんが肝臓に転移した場合、がんが1～2個なら切除手術を行うこともできます。数が多いときは、抗がん剤治療を行います。

・肺転移

転移したがんが1個の場合は、手術で切除することもできます。転移巣が多い場合は、抗がん剤治療を行います。抗がん剤の効果がみられないときは、放射線治療を行うこともあります。

・脳転移

抗がん剤に効果がない場合が多いので、放射線治療を行います。

・**骨転移**

骨への転移には放射線治療を行います。抗がん剤の投与という方法もありますが、骨転移に伴う強い痛みに対しては、放射線治療のほうが早く効きます。

・**皮膚転移**

1か所の皮膚転移であれば、手術で取り除きます。数か所にみられる場合は、抗がん剤治療を行います。また、転移は1か所でも大きながんの場合は、一般に使われるガンマ線の代わりに、電子線による放射線治療を行います。

・**その他**

腹壁に転移した場合は、1か所なら手術が可能です。多い場合は、抗がん剤治療になります。

脾臓・腎臓などの臓器に転移した場合は、ほかに転移がないようなら臓器を摘出します。

再発・転移した場所による主な治療法

	局所再発の場合	遠隔転移の場合
子宮頸がん	・骨盤内再発の場合は子宮、腟、下部直腸、結腸、膀胱などを切除する（骨盤除臓術）。人工的に、肛門、尿路をつくる必要があるため、初回よりかなり大がかりな手術になる ・放射線療法（初回の治療で放射線療法が行われていない場合や1～2か所の再発の場合） ・化学療法（抗がん剤治療）	・転移が1か所であれば、外科的手術を行う ・多臓器への転移や多発性の場合は、化学療法（抗がん剤治療）を行う
子宮体がん	・腟断端（腟の先端部分）の再発だけの場合は、放射線療法を行う	・孤立性の転移の場合は、外科的手術（肺葉切除など）を行う ・多臓器への転移や多発性の場合は、ホルモン療法や化学療法（抗がん剤治療）を行う
卵巣がん	・外科的手術 ・放射線療法	・腹膜播種の場合は、化学療法（抗がん剤治療）を行う ・脳転移の場合は、放射線療法を行う

痛みをコントロールする緩和ケア

がんの痛みや心の痛みは、薬剤をはじめいろいろな方法で取り除くことができます。我慢しないで、医師や看護師、仲間に伝えましょう。

痛みは積極的に治療すべき症状

ＷＨＯ（世界保健機関）は、がんの痛みに対する緩和ケアについて次のように述べています。

「緩和ケアは痛みが障害にならないように予防したり対処したりすることによって、生活の質を改善するためのアプローチである」

同時に、痛みの治療についても述べています。

「がんの痛みは治療できる症状であり、治療すべき症状でもある」

痛みは、我慢すべきものではありません。痛みは軽いうちから積極的に治療をすれば、それだけ緩和効果が上がります。

再発・転移した場所によって痛みの症状は変わる

再発・転移する場所や、がんの性質によって、痛みの症状は違います。がんの痛みは、通常、次のように分類されます。

①内臓の「じわじわと圧迫されるような鈍い痛み」（内臓痛）。

②皮膚や骨、関節、筋肉、結合組織の「鋭いはっきりした痛み」「うずくような痛み」（体性痛）。

③神経に触る「しびれるような、ジンジンする痛み」（神経障害性疼痛《とうつう》）。

内臓痛は、内臓の損傷や圧迫、消化器における便などの通過障害によって起こります。痛む部分にがん細胞があるのではなく、がんの場所は検査しなければわかりません。

体性痛は、特に骨などへの転移によって起こります。深いところにがんが転移すると、痛みはがんからずっと離れた場所に起きたり、拡散したりします。

神経障害性疼痛は、がん細胞が神経を侵すのが原因です。痛みは末梢神経から脊髄、大脳など、神経の伝達経路に沿って起こります。

また、腫瘍が大きくなったり、腹

水がたまってきたりすると、おなかの張りによる痛みが生じます。がんが骨盤神経や坐骨神経を刺激して、足腰が鈍く痛むこともあります。

子宮頸がんは骨盤内の痛み、体がん、卵巣がんは転移巣の痛み

子宮頸がん、体がん、卵巣がんは、次のような痛みを伴います。

【子宮頸がん】

骨盤内の膀胱、尿管、肛門に近い直腸、腹膜、リンパ節などに局所転移することが多く、内臓痛が生じます。たとえば、がんで尿管が圧迫されると、腎臓が腫《は》れる水腎症になりやすく、わき腹から下腹部にかけて痛みが生じるようになります。

遠隔転移はそれほど多くないのですが、骨に転移すると激しい痛みが生じ、転移部分の骨がもろくなって骨折しやすくなります。

【子宮体がん】

骨盤内再発だけでなく、骨盤外である腹腔内や肝臓、肺などへの遠隔転移も多くみられます。広範囲にがんが散らばり、内臓痛、体性痛、神経障害性疼痛が起こります。

【卵巣がん】

遠隔転移しやすいがんです。肺に転移すれば、胸水やしつこい咳《せき》、息切れなどの症状が、肋間神経を刺激して強い痛みを引き起こします。腰椎や脊椎などの骨に転移すれば、足腰の痛みとしびれ、まひなどを生じさせます。脳に転移すれば、強い頭痛や吐き気などがみられます。

転移したがんが大きくなったり、腹水がたまったりすると、腹部や神経を圧迫して、痛みが起こることもあります。

痛みを医師に伝えるときのポイント

痛みはその人の感じ方により、つらさが異なります。同じような症状でも、痛みを感じにくい人と敏感に感じる人とがいます。痛いことに恐れを抱いている人では、より強く痛みを感じてしまうなど、心理的な影響も強く作用します。

痛みのケアを受けるときは、次の点を簡潔に医師に伝えます。

①**痛みの場所** 「どこが」「どのように」痛むのか。

②**痛みの時期・期間** 「いつから」「どのくらい」痛んでいるのか。

③**痛みの影響** 「日常生活にどの程度、差し支えがあるか」。

④**痛み止めの使用** これまで「同じような痛みはあったのか」「そ

のとき、どのようなケアをしたのか」「効果はあったか」。
痛みを適切に伝えることができれば、痛みの原因をつきとめ、適切な治療を受けることができます。

痛みの程度に応じた治療法、緩和法

痛み止め

【一般的な軽度の痛み】

痛みの症状に対しては、炎症や腸閉塞が原因ではないことを確認したうえで、アスピリン、アセトアミノフェンなどの一般的な鎮痛薬を使用します。

なお、腸閉塞の場合は、まずその治療（入院して絶食と吸引チューブ、手術）を行い、炎症の場合は抗生物質や消炎薬を使います。

【重度の痛み】

医療用麻薬といわれる、モルヒネなどを使います。粉末、錠剤、シロップなどの飲み薬、注射、坐薬、貼り薬などがあり、薬を飲めない人でも利用できます。飲みはじめに吐き気や便秘を伴うことがあるので、制吐薬や下剤と一緒に使用します。

モルヒネは終末期に使用するというイメージがあり、使うのをいやがる人が多いのですが、痛みが強いときに使用すると、難なく緩和できます。使用量に制限がなく、中毒性もありません。また、使用量をコントロールしやすいので、痛みが軽くなれば量を徐々に減らし、使用を中止することもできます。

その他の痛み軽減法

【放射線治療】

骨に転移したときに生じる強い痛みは、放射線を当てることによって軽減することができます。

【骨セメント】

背骨などの痛みは、経皮的椎体形成術（骨セメント）により緩和することができます。骨セメントとは、歯科用セメントに似たもので、CTなどの画像で確認しながら針を患部に誘導し、注入します。セメントにより骨を強化すると同時に、その熱（約70度）で痛みが治まります。半数近くの人では痛みが完全になくなり、残りの多くの患者さんたちも、痛み止めの必要がなくなったという報告があります。

【神経ブロック】

神経が障害されて生じる痛みの場合は、注射やカテーテルで神経ブロックを行い神経を麻痺《まひ》させます。使用薬剤は、一時的な痛み緩和には局所麻酔薬、永久的な痛みの緩和には神経破壊薬です。

神経ブロックにより知覚神経が遮断されると痛みを感じにくくなります。運動神経が遮断されると筋肉の緊張がほぐれます。交感神経が遮断されると血管が広がり、血行がよくなって、痛みが改善します。

【マッサージ・鍼灸】

全身に痛みが広がったり、痛みが生じている部位周辺の筋肉がこわばったりしているときは、マッサージや鍼灸《しんきゅう》でこわばりをやわらげ、痛みを緩和することができます。

心のケア

痛みは不安感や緊張感、イライラや焦燥感などの、心理的な要素でより強く感じることがあります。

【向精神薬】

不安感が強く、パニック状態になったり、食欲不振、不眠などの症状がみられたりして、心理的な要素が強く作用しているようなときは、抗不安薬や抗うつ薬などを使用します。筋肉の緊張がとけ、体が温まってリッラックスし、痛みが軽く感じられるようになります。

【カウンセリング】

仕事や家計、家族間の悩みはなるべく早く解消しましょう。病院内のがん支援センターのスタッフに話を聞いてもらうだけでも、心に余裕が生まれ、痛みも軽減します。

【自律訓練法（自己暗示）】

体の各部位に意識を向け、「手足が重くなった」「手足が温かくなった」などと、同じ言葉を繰り返しながら自己暗示をかけていく方法です。

自己暗示により体の力が抜けてリラックスすることによって、筋肉のこわばりが解消され、心の緊張感もほぐれ、同時に痛みも軽減します。

自律訓練法

ドイツの精神科医のシュルツが提唱した方法です。仰向けになって軽く手足を広げ、リラックスした姿勢で下記の言葉を心の中で2〜3回唱え、イメージします。手足の場合は右手、左手、右足、左足の順で繰り返します。

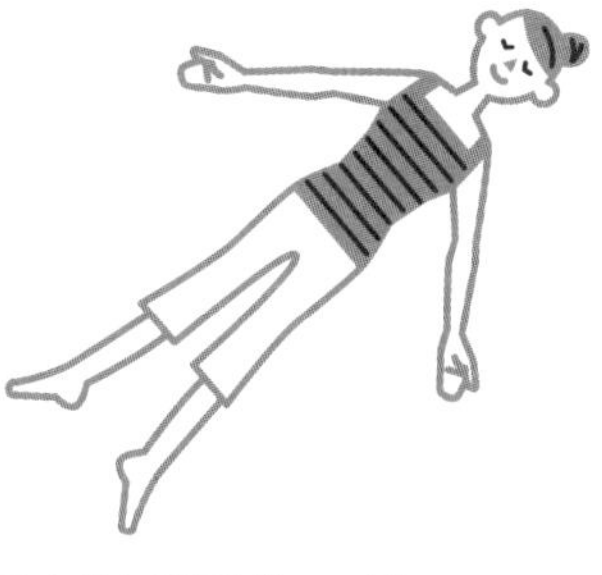

① 気持ちが落ち着いてきた
② 手足が重たくなってきた
③ 手足が温かくなってきた
④ 心臓が静かに規則正しく動いている
⑤ 楽に呼吸をしている
⑥ お腹が温かい
⑦ 額が涼しく心地よい

治療をやめるという選択肢を考えるとき

抗がん剤治療や放射線治療などを試みても成果が出ないときは、体への負担が大きな治療をやめ、緩和ケア中心の医療・介護を選ぶ必要も出てきます。

抗がん剤治療をやめる時期の選択

がんの治療が長びき、長期にわたって抗がん剤を用いていると、薬から得られる利益（効果）よりも、不利益（副作用のつらさなど）のほうが強く現れるようになります。

腫瘍は小さくならず、症状は一進一退で改善がみられない。にもかかわらず、「抗がん剤による吐き気やだるさが続き、食欲もなく床に臥したまま、生活も楽しめない」「がんを治すためには副作用ぐらいと思うが、つらい、苦しい」という状態です。

効果のはっきりしない抗がん剤を続けるべきか、抗がん剤をやめて副作用から自由になり、生活の質（QOL）を高めるべきか、岐路に立たされることになります。

治療をやめるときの目安

抗がん剤治療を続けるかやめるかの選択は、次のような状態になったときが目安といわれます。

①抗がん剤を投与しても、腫瘍が小さくならない。
②抗がん剤を投与しても、がんの数が減らない。
③抗がん剤の効果よりも、副作用による体への負担のほうがはるかに大きい。
④体重が減って、やせてきた。
⑤やるべき治療はやり尽くした。
⑥治療より生活の質を大切にしたいと願う。

この時期がきたら、一度立ち止まって、今までの治療方法や治療結果、副作用、生活の質などをみつめ直します。特に生活の質。これから先の人生をどう生きたいか、何をしたいか、家族や友人とどのような時間を過ごしたいかを考えましょう。

生活の質を保ちながらがんとともに生きる

治療を続けるか否かの選択をすることは、もちろん簡単ではありません。むしろ、不安や絶望を感じることもあるでしょう。

「治療を中止したら、がんはどうなるのか」「痛みやつらい症状のケアはどうするのか」「体調が悪化したときは、どう対処すればいいのか」「いつまで生きられるのか」「治療をやめることは、命をあきらめることではないのか」——。

抗がん剤などの治療を中止した場合は、「緩和ケア」を中心に医療をすすめていきます。激しい痛みや不快な症状を取り除き、病気になる前の普段どおりの生活を送れるようにすることが、治療の目的になります。残された時間を、〝がん〟とともに、あなたらしく生きていくための治療です。

「緩和ケア」のメリット

抗がん剤治療から緩和ケアに切り替えることによって得られる効用は、「抗がん剤投与後の吐き気や頭痛、だるさがなくなり、すっきりとした気持ちで暮らせるようになった」「副作用のつらさから解放され、食欲も出てきた」「治療をやめて時間ができ、好きな趣味を楽しめるようになった」「抗がん剤をやめても、宣告された余命を1年以上超えて生きている」などがあげられます。

希望する生活空間で緩和ケアを受ける

緩和ケアを選択するときは、どこで、だれにケアを受けながら、だれと一緒に暮らしたいか、自分の〝居場所〟を考えます。緩和ケアの場としては、緩和ケア病棟（ホスピス）を利用する、外来でケアを受けながら、自宅で静養する、在宅で訪問看護・介護を受けるなどがあります。

【緩和ケア病棟】

医療技術によって、がんによる心身の苦痛を取り除くことを目的にした病棟です。医師、看護師、薬剤師、臨床心理士、ソーシャルワーカーなど、緩和ケアの専門スタッフがチームをつくり、生活の質を高める医療や介護を行います。費用軽減には社会的制度の活用ができます。

【緩和ケア外来】

自宅で生活しながら、必要に応じて外来で痛みなどの緩和ケアを受けます。困ったことがあれば、がん拠点病院内にある「がん相談支援センター」などを活用します。

【在宅緩和ケア】

自宅療養しながら、訪問診療を行っている診療所や、訪問看護ステーションの医師、看護師、薬剤師、管理栄養士などのスタッフにより緩和ケアを受けます。

不正出血をみたら産婦人科で検査を

若い女性に多い子宮がん

子宮がんや卵巣がんなどの婦人科のがんは、性の低年齢化とともに再び増え始めています。特に25歳から35歳くらいの若い女性に多いといわれます。婦人科のがんは5年生存率が高く、比較的治りやすいがんですが、それでもここ10年、死亡率は増加しています。

不正性器出血が1つの目安

がんの初期は、ほぼ自覚症状がありません。

「そういえば下腹部が重苦しかった」などという人もいますが、それは診断されてからのイメージにすぎません。

ただ1つ兆候があるとすれば、比較的初期にみられる不正性器出血です。

月経以外に生じる性器からの出血

下着にかすかに血がつく、性行為の後に出血がある、月経のような出血が断続的に続くなど、不正性器出血をみたら、すぐに産婦人科を受診します。検査を受け、がんではないことを確かめましょう。

出血には、排卵日に卵子が卵巣から飛び出すときに生じる出血（中間出血という生理的な現象）や、性交時に起きる接触性出血など、問題のないものも少なくありません。

しかし、もしがんが原因なら、比較的早期の発見につながります。

定期的に検診を受ける

それでも診断が確定するころには、がんは進行しているかもしれません。むしろ、自覚症状が出る前にがんを発見することのほうが大切。すすめたいのは「子宮がん検診」です。わずか数分ですみます。20歳になったら、産婦人科で定期的に検診を受けましょう。

健康でも1～2年に一度は「子宮がん検診」を

がんは5～10年かけて増殖する

不正性器出血はみられない、くさいおりものもない、月経も順調――私は健康と思っていても、がん細胞が増殖しているかもしれません。

子宮頸がんの原因となるヒトパピローマウイルス（HPV）は、感染してから5～10年もかかって増殖し、やっと目に見えるがんになるといわれます。定期的に子宮がん検診を受けていれば、がんになる前の「異形成」の段階で発見することができ、子宮の温存が可能な円錐切除術で完治させることができます。

検診が早期発見の道

がんになっても、初期には自覚症状がほとんどないという現状を考えると、定期的な検診の積み重ねこそ、子宮がんを予防する手段です。

若い人の中には、検診を受けて、もしがんといわれたらどうしよう、それが怖いという人がいます。しかし、検診で初期のがんが発見できれば、必ず治すことができます。

ちなみに検診でのがん発見率は、日本対がん協会によると、２０１４年では、全受診者のうち、子宮頸がんが0・01％、子宮体がんが0・13％でした。しかも多くが、ごく初期の治るがんの段階での発見でした。

クーポンを利用し検診を受ける

厚生労働省では早期発見・早期治療によりがんの死亡率を減らすため、20歳から40歳までの一定年齢の女性を対象に、「子宮頸がん検診無料クーポン」を配布しています。これを利用すれば無料で検診を受けることができます。*

また、各自治体でも、低額な費用で公的な子宮がん検診を行っています。

＊ クーポンによる無料子宮頸がん検査ができるのは20歳、25歳、30歳、35歳、40歳です。

家族が卵巣がんに罹患《りかん》！遺伝性検査の受診を

遺伝する卵巣がんもある

卵巣がんや子宮体がんの多くは後天的な原因で発症するのですが、まれに遺伝によって発症することがあります。これを家族性腫瘍、遺伝性腫瘍といいます。その代表的な疾患が、リンチ症候群、遺伝性乳がん・卵巣がんです。

リンチ症候群

リンチ症候群とは、DNAミスマッチ修復遺伝子の先天的な変異が原因で、大腸をはじめ、いろいろな臓器に腫瘍ができる病気です（→p36）。平均発症年齢は43～45歳で、女性の20～60%が子宮体がんになるといわれます。リンチ症候群が疑われるときは専門施設で採血による遺伝子診断を行います。

リンチ症候群と判定されれば、30～35歳から1～2年に一度、定期的に子宮体がんや卵巣がんの検査を行って経過を見守ります。

遺伝性乳がん・卵巣がん

先天的な変異をもつ遺伝子により、70歳までに50%強が乳がんに、20～40%が卵巣がんになる病気です。

特に卵巣がんは早期発見が難しいため、原因となる遺伝子が確認された場合、発症する前に卵巣や卵管を切除してがんを予防するケースもあります。

子どもへの遺伝

リンチ症候群や遺伝性乳がん・卵巣がんの遺伝率は50%です。親が遺伝性の卵巣がんであった場合は、子どもに遺伝している可能性があります。

遺伝子検査は、採取した血液から遺伝子を調べる簡単な方法ですが、検査結果の解釈や、その対応には診断には難しさが伴います。必ず専門の施設で検査を受けます。正確な知識をもつことも大切です。

よく理解したうえで子宮頸がんワクチンの接種を

子宮頸がんの原因はウイルス

子宮頸がんは、ヒトパピローマウイルス（ＨＰＶ）が排除されずに、数年から数十年、感染し続けて（持続感染）がん化したものです。ＨＰＶは１００種類以上もあり、そのうちがん化のリスクがいちばん高いのは、16型、18型です。

少女期に接種が必要な予防ワクチン

子宮頸がん予防ワクチンは、持続感染するＨＰＶのうち、特にリスクが高い16型、18型についてのみ、体内に抗体をつくり、感染を防止するワクチンです。

すでに16型、18型に感染していれば、ワクチンを接種しても、ＨＰＶを排除することはできません。性交渉のない少女期に接種することが原則です。

予防ワクチンの副作用

しかし、次のようなワクチン接種後の副反応（副作用）が社会問題にもなっています。

・注射部の痛みや腫《は》れ、かゆみ、腹痛、筋肉痛、関節痛、頭痛が10％以上の頻度で発生
・じんましん、めまい、発熱などが1〜10％の頻度で発生
・知覚異常やしびれ感、脱力が1％未満の頻度で発生

さらに手足の痛みや失神などの症状もみられます（厚生労働省発表）。

接種の勧奨は控え、個別に接種を

子宮頸がん予防ワクチンの定期予防接種について、現在、積極的に接種を呼びかけることが差し控えられています。しかし、希望する人には定期接種として受けることが可能です。

副反応のデメリットと、頸がん予防のメリットの両方をよく考えたうえで、接種を受けるようにしてください。

● 監修者

加藤友康（かとう・ともやす）

国立研究開発法人国立がん研究センター中央病院 婦人腫瘍科 科長。医学博士

1983年、東京医科歯科大学医学部卒業。国立がんセンターで研修し、癌研究会付属病院を経て2006年より、国立がん研究センター中央病院婦人腫瘍科に勤務。年間執刀数は約70件。婦人科がんの医療に携わり、今年で34年目となる。

著書に『もっと知りたい 子宮がん・卵巣がん』（保健同人社）、『子宮がん・卵巣がん そのあとに…』（保健同人社）、『子宮・卵巣がん手術後の100日レシピ』（女子栄養大学出版部）などがある。

日本産科婦人科学会認定医、日本婦人科腫瘍学会専門医、日本臨床細胞学会細胞診専門医、国際細胞学会認定細胞病理医、日本がん治療認定医。

最新　子宮がん・卵巣がん治療

監　修　加藤友康
編集人　泊出紀子
発行人　倉次辰男
印刷所　太陽印刷工業株式会社
製本所　小泉製本株式会社
発行所　株式会社主婦と生活社
〒104-8357　東京都中央区京橋3-5-7
TEL　03-3563-5129（編集部）
TEL　03-3563-5121（販売部）
TEL　03-3563-5125（生産部）
http://www.shufu.co.jp

ISBN 978-4-391-15003-2